Wenn Mama nicht mehr kann

Elké Richter-Diehl

Wenn Mama nicht mehr kann

Das 14-Tage-Anti-Burn-out-Programm
zum
Anhalten, Aussteigen, Auftanken

FSC
www.fsc.org
MIX
Papier aus verantwortungsvollen Quellen
Paper from responsible sources
FSC® C105338

Zur besseren Lesbarkeit wurden im ganzen Buch die männlichen Formen von Berufsbezeichnungen etc. verwendet und die weiblichen weggelassen, was keinesfalls eine Benachteiligung zum Ausdruck bringen soll.

Bibliografische Information der Deutschen Nationalbibliothek:
Die Deutsche Nationalbibliothek verzeichnet diese Publikation in der Deutschen Nationalbibliografie; detaillierte bibliografische Daten sind im Internet über http://dnb.d-nb.de abrufbar.

Satz, Umschlaggestaltung, Herstellung und Verlag:
BoD – Books on Demand

ISBN: 978-3-8423-9130-7

Inhaltsverzeichnis

Kapitel II:

Danke ist eines meiner Lieblingsworte. Dankbar zu sein, ist eine meiner Lieblingseigenschaften geworden!

Es ist mir sehr wichtig, meine Dankbarkeit zu teilen und sie vor allem denjenigen zu zeigen, die sie verdienen.

Meine allertiefste Dankbarkeit gilt meinem lieben Mann Wolfgang. Mit seiner schier unerschütterlichen Geduld, seiner Treue und seinem Verständnis gegenüber meinem nicht immer erträglichen Verhalten vor, während und nach meinem Zusammenbruch war er eine große Hilfe, die zu meiner Genesung beitrug. Während meiner Aufenthalte in Klinik und Kur besorgte er den ganzen Haushalt, arbeitete in der Firma und, was am allerwichtigsten war, er war immer für unsere damals vierjährige Tochter da.

Er ermutigte mich auch, dieses Buch zu schreiben, und nahm die ersten Korrekturlesungen vor. Ohne seine Fähigkeit, meine wirren Gedanken zu ordnen und dabei den Sinn und Stil zu erhalten, hätte dieses Buch nicht in dieser Form verwirklicht werden können.

Mein tiefster Dank gilt auch meiner Tochter Sonja-Anna, die mit ihrer bedingungslosen Liebe so viel Kraft in mir weckte, dass es mir immer wieder möglich war aufzustehen, wenn es mich abermals durchschüttelte.

Viele meiner Freunde und Nachbarn haben mich während meines Zusammenbruchs unterstützt. Sei es mit ihren lieben Worten, mit der Betreuung unserer Tochter, mit Briefen, Aufmunterungen oder etwa Taxifahrten, wenn ich nicht selbst Auto fahren konnte. Namentlich erwähnen möchte ich Sonja Ulrich, die mich zum Arzt brachte und in die Klinik begleitete, Monique Geurkink, Petra Wagner, Carola Hermann, Andrea Isaak, Rahel De Zorzi, Anita Reichlin sowie Ramona Arnold.

Mein großer Dank gebührt auch meinen Eltern, die mich während dieser Zeit unterstützten und immer ein offenes Ohr für mich hatten oder meine vielen Tränen trockneten.

Ein großes Dankeschön gilt dem Therapeuten Stephan Fuchs in

Luzern, mit dem ich sehr konstruktive Gespräche führen konnte und wertvolle Ratschläge und Hinweise zur Genesung erhielt. Jedes Mal verließ ich seine Praxis mit einem sofort umsetzbaren Tipp, der mir den Einstieg und die Integration ins »normale« Leben erleichterte. Es ist eine große Bereicherung für mich, ihn kennengelernt zu haben.

Ebenso danke ich dem Kurhaus *Sunnehus* in Wildhaus (SG) mit all seinen Mitarbeitern, die mir mit sehr viel Liebe begegneten, meine Tochter während unseres gemeinsamen Aufenthaltes liebevoll betreuten, immer für mich da waren und viel Geduld aufbrachten. Ein ganz tolles Kurhaus.

Meiner Ärztin Frau Dr. med. B. Gössi möchte ich meinen tiefen Dank aussprechen. Mit ihrem Feingefühl, ihrem Verständnis, ihrer ruhigen Art und ihrer Zeit für mich gab sie mir Kraft und sprach mir Mut zu.

Großen Dank möchte ich auch der Firma aussprechen, in der mein Mann arbeitet, wobei die Geschäftsleitung viel Verständnis unserer Situation gegenüber aufbrachte. Sie unterstützte meinen Mann mit der freien Zeiteinteilung und ermöglichte ein Home-Office.

Herzlichen Dank geht auch an Sandra, die sich als sogenanntes Handmodel für meine Mudra-Abbildungen hier im Buch zur Verfügung gestellt hat.

Ein großes Danke geht ebenfalls an meine Lektorin, welche sorgfältig meine Recherchen und Korrekturen übernahm sowie dem Manuskript den letzten Schliff gab.

Und schlussendlich möchte ich auch allen anderen danken, die geholfen haben, dass dieses Buch geschrieben werden konnte; insbesondere auch allen Mamis, die mit ihren Briefen, ihren Geschichten und Interviews dazu beitrugen!

Vielen herzlichen Dank!

Elké Richter-Diehl

Das Tor ward aufgetan, und wie das Mädchen genau darunter stand, fiel ein gewaltiger Goldregen, und alles Gold blieb an ihm hängen, sodass es über und über davon bedeckt war.

Dieser Auszug aus Grimms Märchen »Frau Holle« fiel mir ein, als ich begann, mich von meinem Burn-out wieder zu erholen. »Was geschieht nun mit mir? Werde ich aus dem Ganzen wieder rauskommen, wie die Goldmarie? Werde ich den Wiedereinstieg als *goldene* Frau starten? Ist das Gold mein Lohn für meine Arbeit vor, während und nach dem Burn-out?«

Das Tor ward aufgetan, und wie das Mädchen genau darunter stand, fiel ein gewaltiger Pechregen, und alles Pech blieb an ihm hängen, sodass es über und über davon bedeckt war.

»Oder werde ich als Pechvogel dastehen? Verfolgt vom Pech und immer das Opfer? Werde ich den Lohn meiner »Faulheit« während des Burn-outs ernten, der nur aus Pech besteht? Durfte ich denn überhaupt ausruhen? Oder stehe ich erst mal da und weiß nicht, wie es weitergeht? Werde ich dies als Pech empfinden, um erst dann langsam mein Glück (Gold) zu ernten? Oder bin ich vom Pechregen schon fast erblindet, sodass ich mein Glück noch gar nicht sehen kann?«

Ich denke, der letzte Satz passte zu mir. Einerseits war ich erleichtert, dass mein Körper wieder etwas fitter war, andererseits war ich aber noch ganz in mir eingeschlossen, sodass ich alles, was außerhalb von mir war, noch gar nicht (be)greifen konnte.

Mein Ratgeber soll Mut machen! Mut, darüber zu reden. Mut, Hilfe anzunehmen. Mut, sich Rat- und Hilflosigkeit einzugestehen. Mut, einmal auszubrechen aus der Routine, und noch viel mehr Mut für so vieles mehr.

Während meines Burn-out-Prozesses wäre es mir niemals möglich gewesen, überhaupt daran zu glauben, dass es ein Leben danach gibt.

Ein Leben, das einfach viel mehr Lebensqualität bietet als zuvor. Der Tag und die Nacht haben genauso 24 Stunden wie schon immer, aber plötzlich ist mehr Zeit da?!

Ich stand sicher als Pechmarie unter dem Tor, weil ich mir einredete, dass ich aus allem hervorgehe, ohne die Veränderungen zu akzeptieren. Es tat gut! Denn genau das brauchte ich: Noch ein wenig mehr Zeit, um alles zu erfassen und umzusetzen. Erst eine geraume Weile nach dem Ganzen konnte ich aufatmen, durchatmen und entspannt atmen. Mein Leben ist nun erfüllt, es hat einen Sinn bekommen. Jetzt bin ich glücklich, ohne Stress!

Ich wünsche Ihnen viel Mut und die Kraft, es auszuhalten!
Es lohnt sich!

Herzlichst

Elké Richter-Diehl

» Dieses Buch wurde von der Autorin sorgfältig erarbeitet und recherchiert. Alle Angaben erfolgen dennoch ohne Gewähr. Die empfohlenen Tipps und Übungen ersetzen in keinem Fall den Arzt und/oder die Prüfung durch jeden Einzelnen. Weder die Autorin noch der Verlag können für eventuelle Nachteile oder Schäden, die aus den im Buch gemachten praktischen Hinweisen und Übungen entstehen, eine Haftung übernehmen.

» Die Namen in den Fallbeispielen sind zum Schutz der Personen verändert und/oder frei erfunden. Sollte es eine Übereinstimmung mit lebenden Personen geben, sind diese rein zufällig und unbeabsichtigt.

Burn-out

Der Begriff Burn-out

Genauso facettenreich wie diese Erkrankung ist und sich auf die davon Betroffenen auswirkt, weist auch schon deren Schreibweise eine Vielzahl von Variationen auf: Burnout, Burn-out, Burn-Out oder einfach auf Deutsch »Erschöpfungsdepression«.

Auch aus den Namen Burn-out (aus dem englischen: ausgebrannt) und Erschöpfungsdepression lässt sich erahnen, um was es hier geht.

Bisher waren es vorwiegend Männer in beruflichen Spitzenpositionen, die an einem »Ich kann nicht mehr« erkrankten.

Mittlerweile steigt die Zahl auf der Betroffenenliste bei den Frauen deutlich an.

Doch was genau ist denn diese Erkrankung, von der immer mehr die Rede ist und die fast schon zu einem Modewort tendiert?

Ist es einfach nur eine Stressphase mit Urlaubsreife?

Burn-out selbst ist keine Diagnose, aber dahinter stehen zahlreiche Symptome, die in ihrer Gesamtheit diesen Zustand verdeutlichen.

Was genau steckt hinter den Begriffen Burn-out oder Erschöpfungsdepression?

» Emotionale und geistige Erschöpfung
» Physische Erschöpfung
» Depersonalisation
» Kognitive Einschränkungen
» Soziale Symptome

sind die wichtigsten Merkmale dieses Prozesses während eines Burnouts. Diese werden Ihnen auf den nachfolgenden Seiten, unter anderem mittels Fallbeispielen, erklärt.

Wieso sind nun die Frauen immer mehr betroffen?

Frauen, resp. vor allem Mütter, werden oft von Doppelbelastungen erdrückt.

Der 24-stündige Bereitschaftsdienst spielt hier eine große Rolle.

Zum einen sind es die kleinen Kinder, die betreut werden müssen, und/oder die größeren, die ebenfalls die Aufmerksamkeit der Mutter brauchen. Hinzu kommt der Haushalt, die Berge von Wäsche, die verschiedenen Stundenpläne, Aktivitäten etc. Bei nicht wenigen Frauen ist auch der Job unerlässlich, da er die Existenz aufrechterhalten hilft. Und genau von dieser Seite treten auch immer wieder mehr Fälle von Mobbing auf, unter Frauen oftmals ausgeprägter als bei Männern.

Und dieses ist noch nicht genug; bei Frauen ist auch der hormonellen Belastung eine große Bedeutung zuzuschreiben. Beginnen wir mit einer Schwangerschaft, der Geburt, die Zeit des Stillens, die Phase des Abstillens bis hin zum monatlichen Zyklus, die Einnahme von Hormonpräparaten für die Empfängnisverhütung oder zur Regulation der Menopause. Frauen sind diesem Prozess ständig unterworfen. Da passiert es bei manchen Frauen oft, dass die Tage vor den Tagen zur Belastung führen können und manche mit einer kurzfristigen depressiven Verstimmung reagieren, was aber nicht sofort als Depression zu deuten ist. Ausdrücken möchte ich hier die Ihnen bekannten Momente des Glücks, der Freude, der Tränen und des Kummers, die oftmals mit den Hormonen in Konflikt geraten.

Wo und wann beginnt »mein« Burn-out?

Und plötzlich ging das Licht aus. Es wurde dunkel, wie die finsterste Nacht, kein Fünkchen war mehr zu sehen.
Aus einer Ecke des Zimmers krochen langsam immer dichter werdende Rauchschwaden. Ich konnte sie nicht sehen, aber auf meiner feuchten Haut spüren. Ich konnte den Rauch auch riechen, immer deutlicher, immer intensiver kam er meiner Nase entgegen. »Brennt es? Wo brennt es denn? Was brennt denn? Bin ich in Gefahr? Nein, das kann nicht sein ...!«

Es gibt einige deutliche Symptome, die einem aufzeigen, dass man am Rande eines Burn-outs steht oder dass man sogar schon mittendrin ist. Diese jedoch zu erkennen ist für einen Außenstehenden oftmals einfacher als für den Betroffenen selbst.

Wenn ein Haus brennt, sind es meistens die Nachbarn, die die Feuerwehr rufen, da die Betroffenen in dem Moment verhindert sind oder die Gefahr noch gar nicht bemerkt haben.

Rufen Sie die Feuerwehr, wenn der Brand ausbricht und die ersten Rauchschwaden zu sehen sind, und nicht erst, wenn das Dach einstürzt und die Grundmauern glühen!

Doch wie erkenne ich, wann der Burn-out beginnt?
Wenn Sie einige der unten aufgeführten Symptome haben, dann könnte dies ein Hinweis sein, den Sie ernst nehmen sollten.

Betroffene leiden unter:

1. permanentem Erschöpftsein und Müdigkeit
2. Schlafstörungen
3. Motivationslosigkeit bei der Arbeit, Beruf oder Aufgabenbereich
4. körperlichen Beschwerden
5. Stimmungsschwankungen

6. sozialem Rückzug
7. kognitiven Einschränkungen in den Leistungen
8. Gefühlen der Sinnlosigkeit
9. Angst
10. Hoffnungslosigkeit bis zur Verzweiflung

Nichts geht mehr.
Draußen regnete es, es war grau und eigentlich ein Tag, um nur im Bett zu bleiben.
Das tat ich auch, es blieb mir auch nichts anderes übrig. Ich hatte keine Kraft mehr zum Aufstehen. Alles um mich herum war dunkel, ich sah keine Zukunft, ich konnte mir nicht mehr vorstellen, dass es mal anders gewesen war als jetzt. Ich weinte dicke Tränen, die nicht mehr zu stoppen schienen, und es kamen immer mehr.
Ich saß in meinem Bett in meinem kleinen Schlafzimmer, die Rollläden halb heruntergelassen, und starrte die Wand an. Ich sah die weiße Wand mit dem Bücherregal aber nicht.
Ich schloss die Augen und doch sah ich ins unendliche Nichts, genauso wenn ich die Augen aufschlug.
Unter Tränen stammelte ich: »Ich kann nicht mehr! Ich brauche Hilfe!«
Ich fand keine Ruhe, zappelte unablässig. Schmerzender Rücken, der Körper unter Strom und zugleich zerschlagen wie nach tagelangem Hochleistungssport. Ich war so erschöpft – ich hätte nur noch schlafen mögen. Ich war so unruhig – und konnte kein Auge zutun. Und es ging weiter bergab. Immer weiter. Verzweifeln? Vielleicht. Ausweg: keiner.
Ich konnte nicht mehr schlafen, ich konnte nicht mehr wach bleiben, ich konnte meine Gedanken nicht mehr stoppen, ich konnte keinen Lärm mehr ertragen, ich konnte mich nicht mehr ertragen!
Ich fühlte mich verloren, kaputt, zu nichts mehr zu gebrauchen, leer und doch voll kreisender Gedanken, ungeliebt und weggedrängt, am Leben vorbeigezerrt und ausgebrannt!

Ausgebrannt, genau so, ausgebrannt ... BURN-OUT! Nichts ging mehr, nichts geht mehr!
Auf allen vieren kroch ich zum Telefon, ich brauchte Hilfe. Brauchte ich sie wirklich?
»Ach was, ich brauch doch keine Hilfe, hab nur 'ne momentane Krise, das gibt sich wieder. Mir geht's doch eigentlich gut. Eigentlich ..., nein ich brauche Hilfe, also nur mal für heute, denn mein Mann soll die Kleine vom Kindergarten abholen, ich kann so verheult nicht unter die Leute. Oder doch? Komm, Mädel, reiß dich zusammen. Geh mal ins Bad und wasch dir dein Gesicht, creme es ein und dann geht's wieder.«
Und prompt fing ich wieder an zu weinen. Es ging eben nicht!

Von Stress Betroffene leiden unter:

1. ständiger Anspannung
2. Überbelastung, körperlich wie geistig
3. Zeitdruck, permanent
4. Abneigung gegen Druck
5. Wunsch nach Entspannung, das Leben wieder zu genießen
6. Müdigkeit und Abgespanntheit
7. Wunsch, in Urlaub zu fahren (wer einen Burn-out hat, sprich »ausgebrannt« ist, dem hilft auch ein Urlaub nicht)

Von Depression Betroffene leiden unter:

1. Stimmungsschwankungen, vermehrter depressiv-gedrückter Stimmung
2. vermindertem Denk- und Konzentrationsvermögen
3. Selbstvorwürfen und ausgeprägten Schuldgefühlen
4. Verlust des Selbstvertrauens
5. Motivations- oder Freudeverlust an Aktivitäten, die üblicherweise angenehm waren
6. wiederkehrenden Gedanken an Tod oder Suizid

7. Grübeln oder Gedankenkreisen ohne erleichternde Lösung
8. Schlafstörungen mit morgendlichem Früherwachen, selten gesteigertes Schlafbedürfnis
9. Appetit- und Gewichtsverlust
10. vermindertem Antrieb oder gesteigerter Ermüdbarkeit
11. hartnäckigen körperlichen Beschwerden
12. psychotischen Symptomen

Doch wie unterscheide ich Burn-out von einer Depression?

Lassen sich Burn-out und Depression unterscheiden? Die Frage ist nicht leicht zu beantworten.

Es lohnt sich, das Burn-out-Depressions-Feld anzuschauen, denn im fortgeschrittenen Stadium lässt sich Burn-out von einer Depression nur schwer unterscheiden.

- Eine häufig beschriebene Regel besagt, dass Burn-out meist arbeitsbezogen ist, während Depression alle Bereiche des Lebens durchdringt.
- Beim Burn-out entdeckt man häufig die Erscheinungsform, in der man permanent müde und erschöpft ist, jedoch gleichzeitig mit innerer Unruhe und Zappeln konfrontiert wird.
- Beim Burn-out ist meist noch der Kampfeswille vorhanden, diesen Zustand zu bezwingen, was bei Depression nicht der Fall ist.

**»Je schwerer der Burn-out,
desto wahrscheinlicher ist eine Depression.«**

**»Je schwerer die Depression,
desto unwahrscheinlicher ist ein Burn-out.«**

Fallbeispiel »Wie alles begann«:
Elké (41, Therapeutin, 1 Kleinkind)

Tränen strömten mir übers Gesicht, meine Beine zuckten und zappelten vor lauter Unruhe und ich atmete nur noch ganz kurzatmig bis zum Brustbein und wieder zurück.

Meine Arme und Beine waren schwer, als hingen Gewichte dran.

»Ich kann nicht mehr, ich kann nicht mehr, ich kann nicht mehr!« Diese Gedanken wiederholte ich zum unendlichsten Mal!

Ich konnte und wollte nicht begreifen, dass ich trotz klarer Gedanken keine Ruhe mehr fand. Ich konnte kaum aufstehen oder wenn überhaupt, dann stehen bleiben.

Meine Gedanken kreisten wie in einem überschnellen Karussell und ließen keine Strukturen mehr zu.

Ich wusste, dass ich dabei war zusammenzubrechen und dass mich jetzt nur noch ein Arzt wachrütteln konnte. Ich musste weg von zu Hause, ich brauchte professionelle Hilfe. Es war bereits fünf nach zwölf, ich hatte alles zu lange vor mir hergeschoben. Ich wollte nicht zugeben, dass ich mir zu viel aufgehalst hatte. Ich konnte nicht mehr.

Nach etlichem Hin und Her wählte ich die Telefonnummer des Büros meines Mannes und hoffte sehr, dass er selbst an den Apparat ging. Es klingelte genau 3-mal, dann war jemand dran. Er war es selbst und dann versagte meine Stimme. Vor lauter Erleichterung, dass mein Mann selbst das Telefon abnahm, kamen mir schon wieder die Tränen.

Ich bekomme alles unter einen Hut – Erschöpfung, emotional, geistig und physisch

Alles unter einen Hut zu bringen, was heißt das?

Als Mama ist man schon fast mit einem Organisationstalent zur Welt gekommen. Nicht umsonst werden Mütter oftmals, mit oder ohne zusätzlichen Beruf, als Familienmanagerinnen bezeichnet.

Mütter organisieren den Haushalt, den Einkauf, die Mahlzeiten. Hinzu kommen die verschiedenen Termine der Kinder. Sei es, sie zum Sport zu bringen und abzuholen, die Stundenpläne weitgehend im Kopf zu haben, bei den Hausaufgaben und Vorbereitungen der Tests zu helfen. Eigene Termine wahrzunehmen und auch das doch so wichtige Zuhören und Kuscheln nicht zu vernachlässigen, auch wenn so vieles andere noch ansteht.

Man kann dies alles unter einen Hut bringen, aber etwas kommt immer zu kurz. Und dann ist der eigene Anspruch an sich selbst, das Wie, ganz wichtig. Wo setzen Sie Ihre Prioritäten? Ist es Ihnen wichtiger, dass die eigenen Räumlichkeiten glänzen, oder darf auch mal was herumliegen?

Stress bedeutet immer, dass man den Aufgaben nicht gewachsen ist. Stress entsteht meistens von innen heraus. Wenn man die Lebensaufgaben nicht mehr zu bewältigen vermag, dann artet es in Stress aus, der Folgen nach sich zieht.

Emotionale und geistige Erschöpfung

Als wesentliches Merkmal werden Sie die geistig-emotionale Ermüdung feststellen. Diese äußert sich in gesteigerter Nervosität, schneller Reizbarkeit, Aggressivität, Selbstmitleid, Rast- und Ruhelosigkeit. Dieser ständige Wechsel, ohne Muster und unvorhersehbar, geht einher mit depressiven Verstimmungen und kann sogar in einer

Erschöpfungsdepression gipfeln. Sie wollen nur noch Ihre Ruhe und von allen in Ruhe gelassen werden. Im krassen Gegensatz dazu steht das Unvermögen, nach getaner Arbeit oder am Abend, vor dem Einschlafen, abschalten zu können.

Die deutlichen Stimmungsschwankungen werden begleitet von Angstzuständen, innerer Leere, Verzweiflung und Frustration. Der innere Antrieb wird heruntergeschraubt oder geht allmählich verloren.

Physische Erschöpfung

Neben der geistigen Kraftlosigkeit macht sich auch eine zunehmende körperliche Erschöpfung bemerkbar. Anfangs sind auch hier die Signale nicht immer oder noch nicht eindeutig zuzuordnen; zu viele äußere Faktoren greifen ineinander und/oder ergänzen sich. Das Fortschreiten der Erkrankung macht sich so meistens erst längerfristig bemerkbar, wenn zur permanenten Erschöpfung auch Kraftlosigkeit und schnelle Übermüdung hinzukommen. Dann ist bereits eine Stufe erreicht, bei der eine Verflechtung zwischen geistiger und körperlicher Schwächung einen Kreislauf in Gang setzt, aus dem zu entrinnen es ohne Eigenmotivation und Selbstdisziplin nicht gelingt.

Zu den körperlichen Signalen zählt zum Beispiel ständiger Energiemangel, der jede Arbeit zum Kraftakt werden lässt. Diese Kraftlosigkeit führt auch zur schnelleren Ermüdung, was sich besonders bei gewohnten, alltäglichen Tätigkeiten am stärksten bemerkbar macht.

Dieser Leistungsverlust geht einher mit einer chronischen Müdigkeit. Bei nächtlichen Ein- und Durchschlafschwierigkeiten finden Sie abends keinen Schlaf und wachen in der Nacht häufiger auf. Sie fühlen sich auch nach vermeintlich genügend Schlaf immer noch wie zerschlagen, denn Sie finden auch hierin keine Ruhe. Und genau dies hätten Sie jetzt am dringendsten nötig: einen erholsamen, stärkenden Schlaf, der Ihnen jedoch verwehrt bleibt.

Des Weiteren steigt das Verlangen nach Stimulanzien (z. B. Kaffee, Schokolade, Alkohol und andere Drogen). Somit kann sich allmählich ein Suchtpotenzial mit nicht zu unterschätzendem Risiko aufbauen. Dies kann auch dann eintreffen, wenn eine Behandlung des Burn-outs auf medikamentöser Basis durchgeführt werden sollte.

Hinzu kommen häufig(er) Kopfschmerzen, erhöhte Infektionsanfälligkeit, Bluthochdruck, Verspannungen, Schwindel und Rückenschmerzen, Gewichtsab- oder -zunahme, veränderte Libido, Herzrasen, Schwindelgefühle.

Permanente Erschöpfung und Müdigkeit müssen aber nicht zwingend Symptome des Burn-out-Syndroms sein. Sie können auch rein physischer Natur sein und zum Beispiel auf Schlafapnoe, Narkolepsie oder Mangel von Ferritin, Sauerstoff und Vitaminen zurückzuführen sein. Deshalb sollte unbedingt auch eine Abklärung beim Arzt vorgenommen werden.

Das macht mir Angst – Depersonalisation

Was ist Angst überhaupt?

In bedrohlichen Situationen kann dieses Grundgefühl auftreten. Angst ist ein Schutzmechanismus, der bei vermeintlichen oder auch tatsächlichen Bedrohungen und Gefahrensituationen auftritt und so einen erhöhten Energieaufwand bewirkt, zum Beispiel für eine Flucht.

Da Angst sehr schnell auftreten kann, ist es nicht auszuschließen, dass diese Art der Alarmanlage oftmals Fehlalarme auslöst.

Angst kann in unbewusster Form wirken. Falls diese dann in andauernden Kontrollverlust übergeht, wird auch von einer Angststörung gesprochen. Eine generalisierte Angststörung verselbstständigt sich und verliert zunehmend ihren eigentlichen Zweck. Als eine der vielen möglichen Angstformen kann zum Beispiel die Phobie genannt werden, aber auch Flug- und Platzangst, Angst vor Menschenansammlungen bis hin zu Panikattacken. Dieses Thema ist aber viel zu komplex, um an dieser Stelle abgehandelt zu werden, sodass ich auf das Buch von Hans Morschitzky und Sigrid Sator »Die zehn Gesichter der Angst« (Deutscher Taschenbuch Verlag) verweisen möchte.

Während einer Burn-out-Phase kann, sobald sich eine starke Müdigkeit einstellt, Angst öfter auftreten und sich bis zur Panikattacke entwickeln. Bei einer dermaßen starken Erschöpfung, in der sich eine chronische Müdigkeit breitmacht, wird die unterbewusste Angst geweckt und nimmt dann starke Ausmaße an, die wir zuerst nicht richtig einordnen können. Und eben dies setzt wiederum Angst frei.

Gerade in Extremsituationen, wie zum Beispiel Dauerstress, werden Ängste ausgelöst. Es ist die Folge eines schon länger andauernden Prozesses, wenn die Situation als nicht mehr zu bewältigen gilt. Was vor dem Burn-out-Prozess noch alles glatt und reibungslos ging, scheint nun als nicht annähernd mehr zu lösen.

Durch die schon (fast) chronisch gewordene Erschöpfung wird auch der Körper in Mitleidenschaft gezogen. Wir können ein Gefühl der Ohnmacht erleben, welches sich bis hin zu dem Eindruck des Aus-sich-herausgetreten-Sein entwickelt. Dieses Gefühl kann sich zum Beispiel auch beim Genuss von Cannabis oder LSD einstellen.

Man spricht dann von einer Depersonalisation oder Depersonalisierung.

Depersonalisation

Unter Depersonalisation oder auch Depersonalisierung versteht man im Allgemeinen eine Verwandlung des eigenen, natürlichen Persönlichkeits- und Körpergefühls bis hin zu dessen totalem Verlust. Dabei wird die eigene Person als verändert, wenn nicht sogar als total fremdartig wahrgenommen. Diese Auswirkungen können sich einerseits auf der Sinnesebene bemerkbar machen, indem das

Denken und Handeln, Fühlen und Sprechen als unwirklich oder fern erlebt wird. Selbst die Erinnerungen oder die gegenwärtigen Sinneseindrücke und Empfindungen können nicht mehr eindeutig zugeordnet werden. Die Wahrnehmung des eigenen Körpers oder sogar bloß einzelner Körperteile kann imaginäre bis irreale Züge annehmen (»neben sich stehen«), wobei dies besonders bei extremer Müdigkeit auftreten kann.

In diese Entfremdung vom eigenen Ich können aber auch nahestehende Personen oder Objekte aus der vertrauten Umgebung einbezogen sein. Hierbei wird auch von Derealisation gesprochen.

Im engeren Sinne sind diese Formen psychische, also geistig-seelische Störungen, die einen sehr individuellen Charakter aufweisen. Der Pschyrembel[1] schreibt dazu: »Ich-Erlebensstörung, aus der das Gefühl entsteht, der eigenen Person bzw. dem eigenen Körper fremd gegenüberzustehen.«

Genug ist nicht gut genug – Kognitive Einschränkungen

Sie ist jung, schön und attraktiv, hat lange Beine, schönes, volles glänzendes Haar, makellose Haut, ist schlank und kann alles an Kleidern tragen. Kurzum, sie sieht einfach perfekt aus. Dazu ist sie noch Mutter von 2 Kindern und Halbtages-Sekretärin, hat einen stets lächelnden Ehemann, ein tadellos aufgeräumtes Haus, einen gepflegten Garten und ist glücklich!

Dies sehen Sie in der Werbung oder in »Hochglanz«-Spielfilmen. Dies ist für Sie die Wahrheit. Diese Frau hat alles, was sich wahrscheinlich die meisten von uns wünschen. Sie ist die vollkommene Frau. Sie

---

1 »Pschyrembel – Klinisches Wörterbuch«

ist die liebevoll fürsorgliche Mutter, die immer Zeit hat, um mit ihren Kindern zu kuscheln, für sie da ist, sie durchs Leben begleitet ... Sie ist die perfekte Köchin, die ihre Liebsten kulinarisch verwöhnt und dabei schlank bleibt und immer lächelt. Sie ist die perfekte Sekretärin, der nichts zu viel wird und die ihr übertragenen Aufgaben zur vollen Zufriedenheit ausübt. Sie ist die perfekte »Hure« im Bett, die ihren Mann verwöhnt und immer Lust hat ... Sie ist die perfekte Betreuerin ihrer bettlägerigen Mutter und hat für ihre Bekannten immer ein offenes Ohr.

Sie ist perfekt und mehr als 5 Frauen gleichzeitig!

Sie ist das, was ich nicht bin! Es gibt sie! Schau dich doch um!

So wird es uns suggeriert und vorgegaukelt. So sollen wir sein, und wenn nicht, dann sind wir nicht gut genug.

Ist dies wirklich so?

Märchenstunde beendet!

Die Miss Perfekt gibt es nicht! Basta!

Und dies sollten wir uns täglich vor Augen führen und immer wieder eintrichtern.

Auch wenn's von außen oftmals so scheint, dass es diese Frauen wirklich gibt: Es ist und bleibt eine Fälschung! Lassen Sie sich davon nicht in die Irre leiten. Denn ist es nicht dies, was uns unter Druck setzt und negativen Stress verursacht?

Kennen Sie in Ihrem Umkreis eine Mutter, die ständig lächelt, immer gut aussieht, trotz der zahlreichen schlaflosen Nächte, wenn die Babys schreien, gewickelt und gestillt werden wollen?

Vielleicht macht sie Ihnen nur etwas vor. Wer gibt schon gerne zu, dass er manchmal überfordert ist? Schon gar nicht als Mutter mit einem Neugeborenen. Es ist nicht immer alles Gold, was glänzt!

Wir Frauen sind vielseitig und können als Frau und Mutter unsere Organisationstalente walten lassen. Wir bringen vieles unter einen Hut, und sei es die Familie zu versorgen und dazu noch einen Job zu haben. Doch seien wir ehrlich zu uns: Etwas bleibt immer auf der Strecke, und meistens ist es, an sich selbst zu denken. Und dann auch etwas für sich selbst zu tun!

Natürlich müssen wir den Anforderungen gerecht werden; doch wer stellt die Anforderungen, wer kreiert die Messlatte? Tun wir das nicht selbst?

Das Ausmaß, in dem wir uns selbst unter Druck setzen, ist, wie bereits erwähnt, auf körperlicher und geistiger Ebene sicht- und fühlbar. Es geht jedoch weiter, wenn man die Bremse nicht mehr rechtzeitig zieht oder ziehen kann.

Kognitive Einschränkungen

Wie bei den körperlichen Symptomen, so tritt auch im Bereich des Erkennens und Wahrnehmens eine verminderte Leistungsfähigkeit ein, die nicht primär auf eine Depersonalisation zurückzuführen ist.

Es wird Ihnen alles zu viel; was gestern noch reibungslos ging, empfinden Sie heute als ungeheure Last. Sie können sich an bereits erledigte Aufgaben nicht mehr erinnern oder daran, was Sie gerade tun wollten, und vergessen des Öfteren Namen und Zahlen. Ihnen fällt auf, dass Sie sich immer wieder leicht ablenken lassen von Geräuschen und visuellen Eindrücken. Oftmals genügt bloß ein kurzer Blick aus dem Fenster. Diese Hypersensibilisierung der Sinne führt also ebenfalls zur Leistungseinschränkung bis hin zum totalen Leistungsverlust.

Die Fähigkeit, sich zu entscheiden, wird Ihnen lästig, und Sie quälen sich damit, welche Arbeit Sie zuerst verrichten sollen.

Fallbeispiel »Tagesablauf einer Alleinerziehenden«: Maria (39, Lehrerin, 2 Kinder)

Maria, 39 Jahre, Lehrerin im Teilzeitpensum, hat nebst Haushalt und Job als alleinerziehende Mutter einen Vierundzwanzigstundentag. Nachts im »Bereitschaftsdienst«, wie sie selbst formuliert.

Der Stress beginnt schon, bevor der Wecker losheult. Ich wache auf und stelle mir zuerst die Frage, wer wohl wieder als Erste(r) im Bad ist. Meine zwei pubertierenden Kinder, Michaela 14 und Lars 15, machen einem das Leben oftmals zur Qual. Meistens beeile ich mich, dass ich als Erste das Bad betrete und schon fertig bin, bevor ich meine Kinder wecke. Dann bin ich schon in der Küche verschwunden, um Frühstück zu machen. Währenddessen geht es bei den beiden schon los. Lars steht vor verschlossener Badezimmertür und poltert dagegen, er müsse mal, und Michaela schminkt sich derzeit in aller Ruhe. Natürlich versuche ich meine Ohren auf Durchzug zu schalten, aber es geht nicht immer. Schon steht Lars unter der Tür und mault, er möchte kein Frühstück und auch nichts zum Essen mitnehmen. Er möchte, wie seine Kumpels, sich in der großen Pause ein Brötchen und was zum Trinken kaufen. Ich schaue nur kurz auf vom Brotestreichen und erkläre ihm, dass dies finanziell nicht drin liegt. Gleichzeitig fühle ich mich leer, als Mutter nicht genügend, ich kann meinen Kindern nichts bieten, hinzu kommt die Trauer, dass meine Ehe nicht funktionierte und ich nun alleine dastehe, über die Wut auf meinen Ex-Mann, der sich jetzt ein schönes Leben mit seinem »Flittchen« macht, bis hin zur Ohnmacht, dass ich eh nichts dagegen tun kann. Ich könnte in solchen Momenten einfach losheulen, aber gerade jetzt muss ich Rückgrat beweisen und stark bleiben.

Unterdessen kommt meine Tochter aus dem Bad, rennt an den Frühstückstisch, trinkt einen Schluck Milch und murmelt, sie müsse los.

Lars schubst sie und meckert sie an, dass sie stinke und aussehe wie eine Tussi ... Ich würde gerne beiden noch klarmachen, dass ich heute etwas später nach Hause komme, da ich noch Elterngespräche habe und sie das Mittagessen selbst warm machen sollen.

Gesagt, getan. Die Kinder gehen aus dem Haus, und ich mache schnell alle Fenster auf zum Lüften, räume im Wohnzimmer noch die leere Chipstüte und Gläser weg, mache rasch die Betten und verschwinde aus dem Haus, renne noch beim Einkaufsladen vorbei, um die nötigsten Besorgungen zu machen und stehe 'ne Viertelstunde später total abgehetzt und emotional etwas durcheinander vor meiner Schulklasse. Zweitklässler.

Burn-out-Test

Burn-out-Selbsttest

Dieser Test ersetzt nicht den Arzt, der Sie auch gerne noch körperlich untersucht. Aber er kann Ihnen einen ersten Impuls geben, ob Sie einfach nur mal urlaubsreif sind, ein Burn-out sich anschleicht oder Sie eventuell sogar schon mittendrin sind.

Beantworten Sie die folgenden Fragen, überlegen Sie nur ganz kurz und seien Sie mit sich ehrlich. Danach schreiben Sie die Punktezahl rechts neben die Aufzählungen und addieren diese am Ende.

Bewertungen von 1-5

1 = trifft nicht zu 2 = trifft selten zu 3 = trifft manchmal zu

4 = trifft häufig zu 5 = trifft meistens zu

1. In meinem Leben geht es immer stressig zu	5
2. In meiner Freizeit denke ich auch an meine Arbeit und dies schränkt mich ein	5
3. Auf meinen Schultern lastet zu viel	5
4. Ich bin laufend erschöpft und permanent müde	5
5. Meine Arbeit gefällt mir nicht mehr	2
6. Oft bin ich mir fremd und funktioniere wie mechanisch	2
7. Früher habe ich mich um meine Mitmenschen/ Mitarbeiter gekümmert. Heute sind sie mir egal	3
8. Oft mache ich zynische Bemerkungen über andere Eltern	3
9. Wenn ich morgens aufwache und an meinen Arbeitstag denke, werde ich gleich wieder müde	2
10. Ich fühle mich machtlos, meine Situation zu verändern	5
11. Ich bekomme zu wenig Anerkennung für meine Leistungen	5
12. Ich mache fast alles alleine, obwohl ich einiges abgeben könnte	5
13. Meine Tätigkeit(en) höhlt(en) mich emotional aus	5
14. Ich bin oft krank und auch anfällig für Erkältungen, Kopfweh, Rückenschmerzen ...	1
15. Ich schlafe schlecht und grüble viel	2
16. Ich habe zu wenig Schlaf und Ruhephasen	2
17. Ich fühle mich frustriert	5

18. Ich bin entweder ängstlich oder nervös oder reizbar oder auch ruhelos	3
19. Ich habe das Gefühl, als ob ich alles selber machen muss	5
20. Wenn ich Aufgaben an meine Kinder, meinen Mann oder Mitarbeiter verteile, kommt nicht viel zurück oder wird nur mangelhaft ausgeführt	4
21. Meine körperlichen Bedürfnisse, wie Essen, Trinken, Bewegung, Ruhen, muss ich hinten anstellen	3
Summe aller Bewertungen	77

Auswertung:

Bis 42 Punkte:	Alles läuft im Fluss. Eventuell auftauchende Probleme werden Sie lösen können.
Ab 43-75 Punkte:	Schleichend beginnende Burn-out-Situation oder aber auch Urlaubsreife. Versuchen Sie, in ihrem täglichen Arbeitsbereich mehr Erholungsphasen einzubauen und eventuell einen Kurzurlaub zu machen. Wiederholen Sie den Test in ein paar Wochen nochmals.
Über 75 Punkte:	Es ist an der Zeit, dass Sie sich einem Arzt und/oder Psychotherapeuten anvertrauen. Erwägen Sie auch eine Kurbehandlung.

Warum ich? – Depersonalisation

> *»Warum passiert mir so was, ich hab doch eigentlich gar nicht so 'nen Stress. Wenn ich mir andere Mütter anschaue, die sogar noch ein bis zwei Kinder mehr haben …!«*

Diese Frage ist berechtigt und bringt Sie selbst auch ein Stückchen näher zu sich. Zu Ihrem Ich und Original.

Es kommt nicht darauf an, wie viele Kinder man zur Betreuung hat. Die einen sind mit einem Kind und »nur« Haushalt schon sehr an der Grenze zur Überforderung, die anderen vielleicht erst bei drei Kindern inklusive Nebenjob. Das ist immer abhängig von der inneren Einstellung. Wie begegnen Sie Ihrem Alltag? Haben Sie Freude an Ihrem Dasein, an sich selbst? Sind Sie traurig, weil Sie jetzt nur noch zu Hause sein und nicht mehr zur Arbeit gehen können? Finden Sie sich mit der finanziellen Situation zurecht? Und so weiter.

Wie bestreiten Sie Ihren Tag? Wie wichtig ist Ihnen der Haushalt? Können Sie auch mal was liegen lassen oder greifen Sie täglich zum Staubsauger?

All dies und noch viel mehr Gedanken sind die Antreiber. Und genau diese Antreiber sind verantwortlich für unsere Glaubenssätze.

Kochen Sie gerne? Dann fällt Ihnen das Kochen für mehrere Personen leichter, auch wenn Ihr Kind danebensitzt und weint, gleichzeitig die Blumentöpfe ausbuddelt und die Windeln voll hat.

Die innere Einstellung zu uns selbst und zu unseren Dingen prägt unser Verhalten. Wenn bei Ihnen immer alles perfekt sauber und ordentlich sein muss, dann setzen Sie sich schon mehr unter Druck als eine Frau, die das lockerer sieht. Und das kann Stress verursachen und zur Erschöpfung führen.

Und dauerhafte Erschöpfung kann schlussendlich zum Burn-out führen, bei dem dann gar nichts mehr geht.

Sobald die Phasen der Anspannung mit den Phasen der Entspannung nicht mehr ausgeglichen sind, läuft das Leben aus dem Ruder.

Fragen Sie sich mal bewusst: »Warum ich?« Und notieren Sie sich, was bei Ihnen zum Stress führt. Ist es die Arbeit zu Hause, der Job und die Kollegen, der Ehemann, die Kinder, das Perfekt-sein-Wollen? Und dann überlegen Sie sich, was Sie ändern möchten und können und welche Veränderung unmöglich wäre.

Bedenken Sie aber, dass alles möglich ist. Dass zum Beispiel Pausen möglich sind; Pausen, um auch nur mal an sich selbst zu denken. Das geht, spätestens wenn Sie zusammenbrechen und nicht mehr können; dann muss das Umfeld um Sie herum auch ohne Sie funktionieren – und das geht auch! Aber wollen Sie wirklich einen solch hohen Preis zahlen, um das wahrzunehmen?

Falls Sie aber schon mittendrin sind, dann hilft es Ihnen (sobald sie draußen sind), beim nächsten Mal nicht wieder in die Burn-out-Falle zu tappen. Sollten Sie aber erst, oder schon, am Rande der Gefährdung sein, dann ziehen Sie die Handbremse! Jetzt!

Also, die Frage des »Warum ich?« ist eine sehr gute Frage!

Fallbeispiel »Die Burn-out-Phasen«: Sabine (46, PC-Spezialistin, 1 Kind)

Emotionale und geistige Erschöpfung

Morgens, direkt nach dem Aufwachen, war es am schlimmsten. Ich sollte doch ausgeruht sein und frisch in den Tag starten können. Aber ich lag da, die Tränen liefen mir übers Gesicht, und ich konnte mich nicht aufraffen, aufzustehen. Der einzige Antrieb war, dass mein Sohn mich brauchte und ich deshalb aufstehen MUSSTE. Ich stand also auf, aber ich spürte eine innere Rastlosigkeit, die ich zuerst meiner immensen Müdigkeit zuschrieb. Als dann aber zunehmend andere Symptome hinzukamen, wie wiederkehrende Nervosität und auch Aggression, geteilt mit einer Traurigkeit, die ich nicht zuordnen konnte, war mir klar, dass ich einfach total erschöpft war. Ich ging dann zur Apotheke und deckte mich vorerst mit Vitaminen und Eisenpräparaten ein. Erst einige Zeit später, als meine Gemütsverfassung immer stärkeren Schwankungen unterworfen war und ich auch abends nach getaner Arbeit keine Ruhe mehr fand, ja einfach nicht mehr abschalten konnte, ging ich zum Arzt.

Körperliche Erschöpfung

Eines Morgens stand ich auf und wollte wie immer das Frühstück richten, den Kleinen wecken und so weiter. Ich spürte es bereits, dass ich müde und gerädert war, wollte es aber nicht wahrhaben. Irgendwie kam ich nicht in die Gänge. Ich dachte mir nichts weiter dabei, nur fiel mir so ganz tief im Verborgenen ein, dass dies in der letzten Zeit öfter der Fall war. Meine täglichen Routineaufgaben und Pflichten fielen mir zusehends schwerer: schnell das Frühstück richten, dann Haare waschen, mit Mutter telefonieren, Betten lüften, eine Maschine Wäsche laufen lassen, noch schnell das Wohnzimmer staubsaugen, bevor ich zur Arbeit hetzte und unterwegs noch den Kleinen in der Krippe abgab. Ich konnte nicht mehr alles erledigen, das Treppensteigen wurde zur Last, den Kleinen aus dem Auto hieven, alles war eine einzige Kraftanstrengung. Ich krachte am Abend förmlich zusammen, mochte oftmals nicht mehr ins Bett gehen. Das wöchentliche Aerobic ließ ich sowieso sausen ...

Depersonalisation
Ich saß mit meinem Sohn beim Abendbrot. Ich erinnere mich noch ganz genau an diese Szene, da sie in mir das erste Mal Panik hervorrief. Auf dem Tisch standen Brot, Butter, Käse und ein Glas mit nur einer sauren Gurke drin. Mein Sohn mag keine Gurken, so freute ich mich besonders darauf. An diesem Abend war ich ziemlich abgehetzt, auch all die schlaflosen Nächte machten mich zusehends nervöser. Wir saßen so da und aßen und erzählten, und dann wollte ich das Gurkenglas öffnen, um diese eine Gurke zu essen. Das Glas war aber bereits offen und es befand sich keine Gurke drin. Nanu? Wo war denn die Gurke hingekommen? Ich fragte meinen Sohn, ob er sie gegessen habe, doch er verneinte. Ich konnte mir beim besten Willen nicht erklären, wo die Gurke war. Ich müsste es doch schmecken, wenn ich sie gegessen hätte, so einen prägnanten Geschmack vergisst man doch nicht. Aber nichts da. Da begann ich zu schwitzen und es wurde mir schwindelig. Ich bekam Angst, dass mit mir etwas nicht stimmte. Ich saß da, schaute auf meine Hände und spürte nicht mehr, dass sie zu mir gehörten. Ich saß förmlich neben mir und schaute durch eine Glaswand. Erst als ich etwas Herzstolpern hatte, wurde mir bewusst, dass ich sogar vergessen hatte zu atmen. Dies holte mich wieder ins Hier und Jetzt zurück. Was war denn nur los mit mir? Solche Ereignisse wiederholten sich dann immer häufiger und lösten jedes Mal enorme Angstzustände aus.

Soziale Symptome
Als gesellige Frau, sei es auf Partys oder einfach nur beim Kaffeeklatsch, fiel es nicht nur mir selbst, sondern auch meinem Umfeld auf, dass ich mich immer mehr zurückzog. Mein Bedürfnis nach Ruhe und dem Alleinsein wurde aber von diversen Ausreden in Nebel gehüllt. Ich merkte

einfach nicht, von welcher Seite aus der Rückzug stattfand. Für mich war klar, dass ich im Geschäft zu sehr eingespannt war. Ich konnte nicht mehr zum Geburtstag meiner Freundin gehen, da ich noch dringend einen Bericht fertig schreiben musste. Das wöchentliche Treffen bei meiner Nachbarin ließ ich sausen, da ich terminliche Schwierigkeiten hatte. Ich zog mich immer mehr von meinen Freunden und somit auch Freuden zurück, doch hätte ich diese so dringend nötig gehabt. Aber hinterher ist man immer schlauer.

Kognitive Einschränkungen

»Sabine, warum haben Sie Herrn Müller noch nicht angerufen?«, rief mir mein Chef nun bereits das zweite Mal zu. Ich hatte es einfach schon wieder vergessen. Im Büro sowie auch zu Hause vergaß ich in der letzten Zeit so vieles. Oft musste ich auch wieder in die Wohnung zurück, um nachzuschauen, ob ich den Kühlschrank richtig zugemacht hatte. Beim Programmieren fiel mir auf, dass ich immer ungenauer wurde; ich hatte die einfachsten Formeln nicht mehr im Kopf und musste des Öfteren in den Unterlagen nachschauen. Ob das wohl am Alter lag? So dachte ich zuerst, denn alles andere wollte ich nicht sehen und wahrhaben. Aber als ich dann mein tägliches Passwort plötzlich nicht mehr wusste, wurde es mir dann doch mulmig. Schleichend kamen all diese kognitiven Einschränkungen auf mich zu. Erst viel später, als ich den totalen Zusammenbruch hatte, wurde ich in der Klinik über all die Symptome aufgeklärt. Es war also keine Alterserscheinung, sondern eine Konsequenz der Erschöpfung.

Lasst mich weinen! – Depressive Verstimmung, hormonelle Belastung

Morgens im Bett aufzuwachen und einfach zu weinen, den ganzen Tag mit einer »leck mich« ablehnenden und negativen Einstellung zu verbringen, keine Kraft und Lust haben etwas zu tun, kein Lächeln mehr über die Lippen zu bringen und all das ohne ersichtlichen Grund. Wie oft passiert Ihnen das?

Solche depressiven Verstimmungen kennen wir alle, entweder von uns selbst oder von anderen. Wir Frauen haben Sie oftmals hormonell bedingt, vor oder während der Menstruation.

Vor der Menstruation können bei vielen Frauen, im deutschsprachigen Raum bis zu 50 %, immer wiederkehrende psychische und physische Beschwerden auftreten (d. h. PMS – prämenstruelles Syndrom). Bei einigen kann es in einer regelrechten Putzwut ausarten, während bei anderen Frauen Beschwerden auftreten, die oftmals schwierig einzuordnen sind. In der zweiten Zyklushälfte bis zum Einsetzen der Menstruation können Symptome wie zum Beispiel Reizbarkeit, Traurigkeit, Kopfschmerzen, Spannungen in der Brust, Wassereinlagerungen, Wutausbrüche und anderes mehr das Leben erschweren. Und das nicht nur bei einem selbst, sondern auch im näheren Umfeld wie Familie und Freunde.

Bei den Untersuchungen der Frauen sind keine einheitlichen Ergebnisse zu erwarten. So individuell wir Frauen sind, so individuell sind auch unsere Beschwerden.

Experten vermuten die Ursache in der hormonellen Veränderung in der zweiten Zyklushälfte, bei der die Östrogenausschüttung abnimmt und gleichzeitig die Produktion des Progesterons zunimmt.

Die weitere Abhängigkeit hängt wiederum auch mit der Ernährung und/oder Aufnahme von Vitaminen und Nährstoffen zusammen, sowie mit vererbten Veranlagungen, negativem Stress, Nikotinkonsum,

Bewegungsmangel, Störungen der Schilddrüse und psychischen Belastungen, um hier nur einige zu nennen.

Neueren Studien zufolge sollen auch die Serotonine, die Glücksbotenstoffe im Gehirn, in der zweiten Zyklushälfte abfallen; es ist jedoch noch unklar, wie sich der genaue Zusammenhang mit den auftretenden Symptomen verhält.

Es gibt aber immer wieder depressive Verstimmungen, die sich nicht unbedingt erklären lassen. Es liegt nicht immer ein Motiv oder Problem parat, das uns mal ganz nach unten zieht. Und nach spätestens ein paar Tagen ist diese Phase auch schon wieder vorbei.

Doch was ist, wenn das Weinen und die Traurigkeit sowie die Lustlosigkeit nicht abnehmen? Was, wenn wir nicht in der zweiten Zyklushälfte sind, sich kein Motiv offenbart und diese Verstimmung anhält und nicht aufhören möchte?

Sind wir dann depressiv? Was unterscheidet denn eine depressive Verstimmung von einer Depression und einer Erschöpfungsdepression beim Burn-out?

Bei allen dreien ist in erster Linie ein Antriebsmangel spürbar. Man hat einfach keine Kraft, etwas zu tun. Bei einer Erschöpfungsdepression, wie wir es beim Burn-out kennen, ist aber ein innerlicher Antrieb da. Die Verstimmung legt einen zwar lahm, aber innerlich wird man getrieben, wieder aufzustehen und etwas zu tun. Die innerliche Unruhe bleibt, und man spürt auch, dass man wieder auf die Beine kommt.

Anders verhält es sich bei einer Depression: Diese stellt klar und deutlich den Antriebsverlust sowie auch den Interessenverlust in den Vordergrund. Das Ausschlaggebende ist auch, dass diese mindestens zwei Wochen anhält und mit einer deutlichen Beeinträchtigung im Leben verbunden ist.

Die Kraft, die täglichen Dinge zu vollbringen, verlässt einen; man kann sie einfach nicht erledigen. Der entscheidende Punkt, der sich nun abhebt von den zwei anderen Verstimmungen, ist der Interessenverlust.

Man kann keine Freude oder Lust mehr empfinden. Selbst das, was einem immer Spaß gemacht hat, kann einen nun traurig stimmen.

Bei einer depressiven Verstimmung hingegen fehlt der innere Antrieb und der Interessenverlust hält nur für kurze Zeit an. Es kann sein, dass zwischen den traurigen Phasen immer wieder eine Aufhellung kommt.

Beim Burn-out spricht man auch von einer Erschöpfungsdepression, die den inneren Antrieb noch spüren lässt. Aber viele Frauen sind in dieser Zeit sehr weinerlich, und Tränen können auch befreien und zur Entspannung beitragen. Darum ist es wichtig, die Tränen laufen zu lassen, sich aber immer wieder zu kontrollieren, um nicht im weinerlichen Elend zu baden.

Ich möchte meine Ruhe haben! – Schlafmangel – soziale Symptome

Schlafmangel

Permanenter Schlafmangel führt in erster Linie zu Unausgeglichenheit bis hin zur Reizbarkeit und dem Wunsch nach Ruhe, Erholung und Schlaf. Wir Mamas wissen, was es heißt, keine Nacht durchschlafen zu können. Er kann unter Umständen in den letzten Wochen der Schwangerschaft auftreten und natürlich auch dann, wenn das Baby da ist.

Während einige Mamis bereits nach ein paar Wochen wieder den Nachtschlaf genießen können, da ihre Babys schon durchschlafen, stehen andere nachts öfter auf, um zu stillen, den Schoppen zu machen, Windeln zu wechseln, Babys herumzutragen, bis sie wieder einschlafen, kranke Kinder in den Schlaf zu singen …

Diese Art Schlafmangel hat mit Burn-out nichts zu tun, kann aber durchaus zum Burn-out führen, wenn dies über mehrere Jahre andauert und keine Erholung im Schlaf mehr möglich ist.

Schlafmangel beim Burn-out ist meistens so, dass man von sich aus nicht mehr schlafen kann. Man hat auch während des Schlafes das Gefühl, in einer Wachphase zu sein. Betroffene beschreiben oft ein Gefühl, als ob das Gehirn rotiere und nicht mehr aufhöre, zu denken.

Die sogenannte Tiefschlafphase wird nur ungenügend oder teils gar nicht mehr erreicht. Dies wiederum bedeutet Stress sowohl für den Körper als auch den Geist.

Bei einem Burn-out hat man diesbezüglich keine Lust mehr, abends noch etwas zu unternehmen. Sie kennen das sicher, dass Sie einfach nur müde und froh sind, wenn alle Pflichten erfüllt sind, um die lang ersehnte Ruhe und Entspannung zu finden. Der eine oder andere Kinotermin und das Treffen mit Freunden werden aufgeschoben. Dass dies bereits der Beginn des sozialen Rückzuges ist, können Sie noch nicht erkennen. Da spielt erst die Zeit eine Rolle. Werden Ihrerseits immer mehr Termine abgesagt, vor allem auch die, die Ihnen sonst immer Freude machten, kann das ein Anzeichen dafür sein, dass Sie sich lieber zu Hause verkriechen.

Soziale Symptome

Aus allen diesen für Sie fremden oder sogar schon negativ bewerteten Erfahrungen der 4 wesentlichen Symptome bei einem Burn-out (emotionale geistige und körperliche Erschöpfung, kognitive Einschränkungen, Depersonalisation sowie die sozialen Symptome) resultiert häufig eine Abkapselung von der Außenwelt. Der soziale Rückzug aus dem privaten wie öffentlichen Leben wird geprägt.

Am liebsten bleiben Sie zu Hause, da Sie sich einfach nur nach Ruhe sehnen und in Ruhe gelassen werden wollen. Große Menschenansammlungen wie im Kino oder bei Konzerten sind für Sie undenkbar, ja unmöglich geworden.

Schon alleine Ihre Freundinnen zu sehen oder deren Einladungen zu folgen ist Ihnen zu viel des Guten und reibt Sie auf.

Sie distanzieren sich sogar gerne von Ihren geliebten Freizeitaktivitäten.

Wenn Sie einkaufen, verursacht dies eine enorme emotionale Spannung in Ihnen. Sie überlegen sich vielleicht, wie es heute modern ist, übers Internet zu bestellen, um es nach Hause liefern zu lassen.

Auch beruflich überlegen Sie sich eine Veränderung: Sie denken eventuell an eine Umschulung oder daran, den Arbeitsplatz zu wechseln. Wenn Sie beginnen, sich zu distanzieren, haben Sie vielleicht derzeit den Eindruck, es könne noch unbedeutend sein. Hieraus kann sich jedoch ein schleichender, völliger Rückzug mit totaler Isolation entwickeln.

14-tägiges Anti-Burn-out-Programm

In 14 Tagen aus der Sackgasse des Burn-outs

Sie haben vielleicht das Buch »In 80 Tagen um die Welt« von Jules Verne schon gelesen oder haben schon mal davon gehört. In dieser Geschichte, die im 19. Jahrhundert spielt, geht es um die Wette, ob es dem englischen Gentleman namens Phileas Fogg gelingt, in 80 Tagen um die Welt zu reisen. Phileas Fogg ist exzentrisch veranlagt, besonders auch in den alltäglichen Tätigkeiten sowie in Bezug auf Pünktlichkeit.

In damaliger Zeit war so eine Reise in 80 Tagen fast unmöglich und ohne ausreichende Vorbereitungen schier unmöglich.

Phileas Fogg nahm zur Unterstützung seinen Diener mit auf die Reise. Ohne seinen Diener, der ihm wie ein guter Freund zur Seite stand, hätte Fogg diese stressreiche Reise nicht ohne Spuren überstanden.

Sie reisen nun nicht gerade um die Welt, und schon gar nicht in 80 Tagen. In unserer schnelllebigen Zeit müssten es sowieso viel weniger Tage sein.

Diesen Stress möchte ich Ihnen gerne ersparen. Aber gerne begleite ich Sie, wie der Diener Herrn Fogg. Nur, dass wir nicht 80 Tage um die

Welt reisen, sondern eine Reise ins Leben starten, eine Reise aus der Sackgasse des Burn-outs in 14 Tagen.

Jeder Burn-out ist so individuell wie sein Klient. Darum ist der 14-Tage-Plan keine Garantie, dass Sie dann der Burn-out-Sackgasse entronnen sind. Es ist ein Plan, den Sie sich zu Herzen nehmen sollten, um Tag für Tag dem angestrebten Wohlbefinden entgegenzugehen. Jede auch noch so große Reise beginnt mit dem ersten Schritt. Jeden Tag einen Schritt weiter, ein bisschen mehr, gibt am Ende ein Ganzes.

Sie werden allerdings nach diesen 14 Tagen eine Veränderung gegenüber dem ersten Tag spüren. Sie werden nach diesen 14 Tagen vielleicht nochmals 1 oder 2 Wochen benötigen. Sie werden auf alle Fälle klarer erkennen, was Sie noch brauchen, was Sie in Zukunft wollen oder was nicht mehr infrage kommt.

Sie werden sich besser kennen und einschätzen lernen, frei von Wertung, ob dies gut oder schlecht ist.

Bitte hetzen Sie nicht durch diese 14 Tage. Genießen Sie stattdessen Ihre Zeit und die daraus gewonnenen Erkenntnisse.

Noch 13 Tage: Das Burn-out-Tagebuch

Herzlich willkommen an der »Haltestelle Tagebuch«! Haben Sie gesehen? Nur noch 13 Tage ...

Wie fühlen Sie sich heute? Gut, schlecht oder mittelmäßig könnte hier Ihre Antwort lauten. Ich wüsste aber gerne mehr, denn das WIE interessiert mich!

Heute beginnen wir mit der Vorbereitung, damit Ihre Reise stressfrei gelingt und Sie sich auf das Wesentliche, nämlich sich selbst, konzentrieren können.

Den Wie-geht-es-mir-Plan erstellen

Um Ihr tägliches Befinden zu analysieren, ist es sinnvoll, eine Art Tagebuchplan zu erstellen.

Ob Sie ein kleines Notizbüchlein zur Hand haben, ein Schreibheft oder einfach einen Bogen Papier, holen Sie dies einfach und fangen Sie damit an.

Ich empfehle Ihnen ein DIN-A4-Blatt im Querformat. Legen Sie es vor sich hin und stellen Sie die unten stehende Tabelle auf:

In der Horizontalen machen Sie sich 7 Spalten. Sie notieren sich der Reihe nach in den Spalten als Überschrift:

1. Datum und Zeit
2. Situation, stichwortartig (z. B. zu Hause beim Wäscheaufhängen, unterwegs zum Arzt etc.)
3. Was spüre ich? (z. B. innere Unruhe, Schwitzen, Rückenschmerzen etc.)
4. Was fühle ich? (z. B. Traurigkeit, Wut, Freude etc.)
5. Was denke ich? (z. B.: Das wird mir zu viel, ich schaffe das nicht, das hab ich gut gemacht etc.)
6. Was mache ich? (z. B.: Ich stelle mich der Aufgabe, ich ziehe mich zurück, ich verschließe mich, ich bedanke mich bei mir etc.)

7. Bekannte Erscheinung (z. B.: Das kommt mir bekannt vor, das hab ich schon mal erlebt, das ist ein neues Situationsverhalten etc.)

Datum/ Uhrzeit	Situation (Stichworte) z. B. zu Hause, beim Arzt, unterwegs	Was spüre ich? z. B. innere Unruhe, Schwitzen	Was fühle ich? z. B. Trauer, Wut, Freude	Was denke ich? z. B.: Das wird mir zu viel	Was mache ich? z. B.: Ich stelle mich der Aufgabe	Bekannte Erscheinung z. B.: Das habe ich schon mal erlebt

Diese Art Tagebuch erlaubt Ihnen immer wieder, wenn eine neue Situation auftaucht, diese niederzuschreiben. Sie können somit Ihr allgemeines Befinden jederzeit verfolgen und auch sehen, ob Sie in der gleichen Situation immer gleich reagieren oder ob sich eine Veränderung eingestellt hat.

Tagebuch zu schreiben, wie Sie es nun hier tun, mit einer gewissen Struktur, hat schon deshalb einen therapeutischen Effekt, weil Sie sich nachspüren und somit besser kennenlernen. Dies kann Ihnen helfen zu erkennen, welche Situationen Sie in den Burn-out gelockt haben. Was

Sie niedergeschrieben haben, ist schon zur Hälfte in Bearbeitung und somit schon der Weg aus der Sackgasse.

Schreiben Sie dieses Tagebuch nicht täglich zu einer bestimmten Zeit, sondern immer dann, wenn eine Situation für Sie wieder Gefühle und Gedanken aufwirft, die stark genug sind, dass Sie behandelt werden können.

Ihre vielleicht verworrenen Gedanken werden hier strukturiert aufs Papier gebracht. Da Sie tagsüber dieses Gedankenknäuel entwirren und ordnen, kann es dazu führen, dass Sie nachts wieder besser ein- und oder durchschlafen können.

Es kann aber auch sein, dass Sie beim Schreiben oder danach nicht gerade erlöst sind von den Burn-out-Symptomen. Es könnte sogar sein, dass Sie sich kurzfristig verloren fühlen und durcheinandergeraten. Man nennt dies, wie in der Homöopathie auch, eine Erstverschlimmerung. Zuerst kommt Altes, Verstecktes wieder an die Oberfläche, um verdaut zu werden. Lassen Sie diese Gefühle einfach zu. Sagen Sie sich, dass es okay ist, dass Sie sich so fühlen. Schließlich spüren und fühlen Sie, dass sich etwas regt, auch wenn es momentan nicht das ist, was Sie sich wünschen. Es handelt sich auch nicht um einen Rückfall, sondern es ist ein sogenanntes Durchschütteln, das immer mal wieder vorkommt, damit nachher alles seinen Platz hat.

In Ihrem Tagebuch können Sie natürlich vielfältige Aufzeichnungen machen; Sie können zum Beispiel mal mit sich selbst reden oder um Hilfe bitten. Dies könnte später sehr hilfreich sein, wenn Sie dann tatsächlich jemanden um Hilfe bitten müssen. Oder Sie malen kleine Bilder zu Ihren Situationen.

Denken Sie daran, das Tagebuch ist Ihr persönlicher Begleiter, das von niemandem sonst gelesen wird. Sie selbst entscheiden, wer es lesen darf. Es dient nur Ihnen und geht niemanden etwas an!

Das war die erste Aufgabe der 14 Tage!

Weiter so! Der erste Schritt ist bekanntlich der schwierigste. Sie haben den ersten Schritt getan!

Noch 12 Tage: Schlaf - Schlüsselschlaf

Schlaf heilt viele Wunden

Das Kunststück der Lebensweisheit ist, den Schlaf jeder Art zur rechten Zeit einzuschieben wissen.

Friedrich Nietzsche, »Werke II – Morgenröte«

Sie kennen das sicher: Wenn Sie nachts kaum geschlafen haben, sind Sie morgens nicht ausgeruht, schlecht gelaunt, sensibler und einfach auch erschöpft.

Warum ist das so? Was ist Schlaf und was passiert da?

Unser Körper braucht den Schlaf zur Erholung und zur Regenerierung. Ist dieser nicht genügend vorhanden, reagieren Sie auf Dauer mit Erschöpfungssymptomen bis hin zu psychischen Problemen.

Im Schlaf schaltet der Körper auf eine »Stand-by«-Funktion um; das heißt, die Vorgänge im Körper wie zum Beispiel Puls und Atmung verlangsamen sich. Die Stoffwechselreaktionen werden gedrosselt, der Blutdruck sinkt und unsere Körpertemperatur fällt um einige Zehntel Grad ab. Sogar das Nervensystem ist vermindert erregbar.

Wir bewegen uns ständig durch verschiedene Schlafphasen, in denen unser Schlaf abwechselnde Tiefen aufweist. Diese Phasen wiederholen sich in einer Nacht sogar mehrmals. Genaue Analysen der Schlafphasen können mithilfe des EEG (Elektroenzephalogramm) vorgenommen werden.

Es gibt 5 verschiedene Schlafphasen: Die erste Phase bezeichnet das Einschlafen, für die wir in der Regel circa 15 Minuten benötigen. Die zweite Phase ist die Leichtschlafphase, auf die die dritte Phase folgt, in der wir die mittlere Schlaftiefe erreichen. Die vierte Phase schließlich beschreibt den Tiefschlaf.

Die fünfte Phase ist die des Rapid Eye Movement (REM-Phase); sie wird von schnellen Augenbewegungen begleitet. Der Muskeltonus ist in dieser Phase stark vermindert, während das EEG eine verstärkte Aktivität anzeigt. Dies ist auch die Phase, in der am häufigsten geträumt wird. Das zentrale Nervensystem ist stark aktiviert und man kann leicht aufgeweckt werden.

Hinzu kommt noch die Non-REM-Phase, in der keine Augenbewegungen stattfinden. Der Blutdruck sowie die Körpertemperatur sind herabgesetzt. In dieser Phase wird nicht geträumt, und man kann Sie schwer aufwecken, da diese Phase bis in den Tiefschlaf reicht.

Die REM- und Non-REM-Phasen wechseln sich ständig ab und dauern zusammen ungefähr 1 bis 1,5 Stunden. Der Anteil der REM-Phasen beträgt dabei zuerst nur circa 5 Minuten, kann aber später im Laufe des Schlafes bis zu 50 Minuten andauern. In der gleichen Zeit werden die Non-REM-Phasen verkürzt.

Bei Säuglingen und Kleinkindern ist der Anteil der REM-Phasen noch höher als bei einem Erwachsenen. Erst im Alter von circa 5 Jahren ist der Anteil der REM-Phasen auf den Stand eines Erwachsenen gesunken, der sich bis ins Alter kaum merklich verändert.

Da wir alle diese Phasen in ihrem natürlichen Wechselspiel brauchen, um gesund, leistungsfähig und psychisch stabil zu bleiben, ist der Schlaf eine der wichtigsten Funktionen, um dem Burn-out zu entfliehen.

Da Sie während Ihres Burn-outs unter Erschöpfungs- und Müdigkeitserscheinungen leiden, werden Sie sicher nach Schlaf schreien. Das Bedürfnis, einfach ein paar Tage und/oder Nächte mal wieder durchzuschlafen, kann enorm groß sein.

Doch wie viel Schlaf benötigen Sie überhaupt?

Während Säuglinge bis zu 16 Stunden, Kleinkinder zwischen 11 und 13 Stunden und Jugendliche nur noch circa 9 Stunden Schlaf brauchen, werden Sie als Erwachsener mit 6 bis 8 Stunden Schlaf in der Nacht auskommen.

Wie kann ich schlafen, wenn ich unter Ein- und Durchschlafstörungen leide?

Schaffen Sie sich einen Schlafraum, in dem wirklich Ruhe herrscht. Die äußeren Stör- und Stressfaktoren sollen Sie dabei weitestgehend draußen lassen oder am besten ganz ausschalten. Keine offenen Bücherregale, kein PC oder wenn nicht anders möglich, decken Sie nachts den Schreibtisch mit einer Decke oder Tuch ab. Auf eine Frieden ausstrahlende Atmosphäre kommt es an. Die ist umso wichtiger, da Sie sich zuerst mal von außen die Ruhe geben müssen, bevor Sie sie verinnerlichen können.

Kleine Hilfsmittel können unter Umständen schon eine immense Erleichterung bewirken. Nehmen Sie zum Beispiel einen Duftstein und beträufeln ihn mit einem den Schlaf fördernden Duftöl. Sorgen Sie für genügend frische Luft im Schlafraum, aber senken Sie die Raumtemperatur nicht unter 18 Grad: Sie könnten anfangen zu frieren und sich im Schlaf an- oder verspannen.

Schlüsselschlaf

Beginnen Sie tagsüber bei Anzeichen von Müdigkeit oder Erschöpfung mit dem sogenannten Schlüsselschlaf. Sie setzen sich bequem in einen Sessel oder auf die Couch und halten einen Schlüssel in der Hand. Jetzt schließen Sie Ihre Augen und schlafen dabei ein. Nach einer Weile sind Sie kurz vor der Tiefschlafphase und sehr entspannt, sodass Ihnen der Schlüssel aus der Hand fällt. In diesem Moment, wenn der Schlüssel zu Boden fällt, wachen Sie natürlich wieder auf. Aber diese kurze Zeit hat genügt, um ausreichend Erholung und Kraft für die nächsten Stunden zu liefern. Sie werden sich danach wieder frischer fühlen.

Nun sind Sie wieder einen großen Schritt vorangekommen! Weiter so!

Noch 11 Tage: Gesunde Ernährung gibt Kraft

Guten Appetit!

Sag mir, wie und was du isst, und ich sag dir, wie du bist!

Schreiben Sie noch in Ihr Tagebuch? Haben Sie vielleicht mal daran gedacht, Ihre Essgewohnheiten aufzuschreiben?

Essen ist wichtig und richtig essen noch mehr. Doch was ist richtiges Essen?

Ich kann Ihnen 5 Ernährungswissenschaftler zitieren und Sie hätten dann 5 verschiedene Meinungen rund um das Thema Essen. Und alle haben Recht!

Was für Sie gesund ist, das muss für jemand anderen nicht unbedingt von Vorteil sein. Essen ist genauso individuell anzusehen, wie jeder einzelne Mensch auch.

Es gibt aber gewisse Regeln und Nahrungsmittel, bei denen Sie mir sicher auch Recht geben, dass sie wirklich nicht gesund sind und sich zum Gesundwerden nicht eignen. Dazu gehört sicher die Ernährung mit Fast Food sowie ein Zuviel an Süßem und Unmengen von Stimulanzien wie Kaffee und Alkohol.

Was bleibt sind Lebensmittel, mit denen wir verschiedene Richtungen der Ernährung betrachten können.

Vorstellen möchte ich Ihnen hier 3 Ernährungsarten, die sich sowohl bei mir als auch bei unzähligen meiner Klienten bewährt haben. Die eine ist die Vollwertkost, die andere die 5-Elemente-Küche und schließlich die ayurvedische Küche. Alle können sogar miteinander kombiniert werden.

Vitalstoffreiche Vollwertkost

Diese Ernährung hat der Mediziner Dr. Max Otto Bruker (1909–2001) ausgetüftelt und auch selbst praktiziert. Man handelt nach dem Leitsatz: »Lasst die Lebensmittel so natürlich wie möglich.« Im Wesentlichen führte Bruker seine Ernährungslehre auf die Lehren des Schweizers Maximilian Bircher-Benner und des Deutschen Werner Kollath zurück, die auf fünf Hauptkriterien beruhen.

Essen Sie möglichst:

- Vollkornbrot und Vollkornprodukte
- Frischkost und Frischkornbrei
- naturbelassene Fette
- wenig Fabrikzuckerarten
- wenig Fabriknahrungsmittel

Diese Ernährung ist sehr leicht einzuhalten. Wichtig dabei ist immer, die Lebensmittel so natürlich wie möglich in ihrer Ursprungsform zu belassen.

Die 5-Elemente-Küche

Bei dieser Ernährung, welche ihren Ursprung in China hat, werden die 5 Elemente berücksichtigt: Wasser, Holz, Erde, Metall und Feuer. Im Universum können alle emotionalen, geistigen und energetischen Phänomene den 5 Elementen zugeordnet werden. In der chinesischen Medizin ist die 5-Elemente-Ernährung einer der wichtigsten Bausteine zum Gesundwerden und -bleiben. Diese Ernährungsform ist nicht grundsätzlich nur auf Rohkost, vegetarisch oder vegan ausgerichtet; auch Tiefkühlkost und stark verarbeitete Nahrungsmittel werden einerseits toleriert, andererseits aber auch stark abgelehnt.

Die Ernährung setzt sich zusammen aus:

» 35-60 % Getreide und Reis
» 20-25 % Hülsenfrüchte, gekochtes Gemüse, Soja, Tofu und Wurzeln
» 5-15 % Rohkost oder leicht erhitztes Gemüse sowie Pflanzenteile
» 0-10 % Fleisch und Milchprodukte

Die 5 Elemente werden nach Geschmacksrichtungen und Jahreszeiten eingeteilt:

Wasser: salzig – Winter, Regenerationsphase, die Nieren, Blase, Ohren und Knochen. Zugeteilte Nahrungsmittel sind unter anderem das Wasser, das Salz, Hülsenfrüchte, Fisch, Meeresfrüchte und Algen, Oliven.

Holz: sauer – Frühling, die aufgehende Sonne am Morgen, die Leber, Gallenblase, die Augen und die Sehnen. Zugeteilte Nahrungsmittel sind unter anderem Orangen, Tomaten, Weizen, Hühnchen, frische grüne Kräuter.

Metall: scharf – Herbst, das Fallen der Blätter und die Erntezeit, die Lunge, der Dickdarm, die Haut, die Behaarung und die Nase. Zugeteilte Nahrungsmittel sind alle scharfen Gewürze wie Chili, Pfeffer, Kardamom, Koriander, Kümmel. Hinzu zählen die Zwiebeln, der Meerrettich und der Rettich, der Hafer, der Senf und der Gänsebraten.

Erde: süß – Ziel, die Milz, der Magen, Mund und Muskeln. Zugeteilte Nahrungsmittel sind unter anderem Aprikosen, Mais, Karotten, Nüsse, Rindfleisch, Eier, Fette, Öle und Butter.

Feuer: bitter – Sommer, am Vormittag ist die Aktivität am höchsten, danach fällt sie ab, das Herz, der Dünndarm, die Zunge und die Blutgefäße.

Zugeteilte Nahrungsmittel sind alle bitteren Gewürze und Kräuter wie Rosmarin, Thymian, Kurkuma und der Rosenpaprika. Der Roggen, Rucola, Chicorée, Löwenzahn, Rote Bete, Grapefruit und der Schafskäse.

Die ayurvedische Ernährung

Die ayurvedische Ernährung entspringt einem circa 3000 Jahre alten Wissen aus Indien. Die ayurvedische Welt kennt auch 5 Elemente, jedoch werden diese anders zugeteilt.

Der **Äther** steht für den Lebensraum, die **Luft** für den Sauerstoff und die Lebensenergie, das **Feuer** für die Wärme und das Verdauungsfeuer, das **Wasser** für jegliche Art von Flüssigkeit und die **Erde** für die feste Materie. In der Ernährung werden aber hauptsächlich die 3 Energien (Doshas) wirksam.

Die **Wasser-Erd-Energie** steht für das Kapha: scharf – bitter – herb. Die Elemente sind Äther, Luft und Feuer. Zugeteilte Nahrungsmittel sind somit unter anderem Blattgemüse, Chicorée, Zwiebeln, Knoblauch, Paprikaschoten, Kohl, Rettich, Hülsenfrüchte außer Soja, weiße Bohnen, Äpfel, Birnen, Kirschen, Beeren, Mangos, Dörrobst, Gersten, Buchweizen, Hirse, Mais, Dinkel, wenig Reis, Ziegenmilch, Mandel- und Sesamöl.

Die **Feuerenergie** steht für das Pitta: süß – bitter – herb. Die Elemente sind Äther, Luft, Wasser und Erde. Zugeteilte Nahrungsmittel sind somit Zucchini, Blattsalat, Erbsen, Gurken, Sellerie, Hülsenfrüchte (keine Linsen), Reis, Weizen, Soja, Gerste, Bananen, Pfirsiche, Trauben, Milch, Butter, Hüttenkäse, Oliven-, Soja-, Sonnen- und Kokosöl.

Die **Luftenergie** steht für das Vata: süß – salzig – sauer. Die Elemente sind Feuer, Wasser und Erde. Zugeteilte Nahrungsmittel sind somit Kichererbsen, Karotten, Gurken, Rote Bete, Reis, Weizen, Soja, Bananen, Melonen, Pflaumen, Beeren, Trauben, Milchprodukte, Öl und Fett in kleinen Mengen.

Die Anwendung dieser drei Doshas wird auch bei psychischen Erkrankungen wirkungsvoll genutzt. Vor allem in Form von Tee sind sie sehr zu empfehlen.

Na, bekommen Sie Lust, die Ernährung umzustellen? Hinten im Literaturverzeichnis finden Sie geeignete Bücher. Ich empfehle Ihnen aber, zuerst mal einen kompetenten Therapeuten der Ernährungsform Ihrer Wahl aufzusuchen. Danach können Sie sich durch die Bücher wälzen. Viel Freude damit!

Wow, schon wieder einen Tag geschafft. Sie kommen Ihrem Ziel immer näher!

Weiter so!

Noch 10 Tage: Mentales Training und Achtsamkeit

Mentales Training, positives Denken, Achtsamkeit

Heute möchte ich Ihnen einige Tipps geben, wie Sie ihre Gedanken steuern lernen. Damit geben Sie sich die bestmögliche Gelegenheit, an Ihren Fähigkeiten zu wachsen.

Was ist mentales Training?
Mentales Training heißt übersetzt: geistige Übungen!

Ich nenne es immer visualisieren, also auf optische Weise etwas darstellen.

Mentales Training wird unter anderem von Sportlern, Managern, aber auch Psychologen angewendet. Spitzensportlern dient es zum Beispiel, sich vor einem Wettkampf die Szene so oft zu wiederholen, welche sie bis zum innerlichen Sieg führt. Die chinesischen Shaolin-Mönche imaginieren Kampfszenen immer wieder mit ihrem positiven Ausgang. In Kriegszeiten behielten sie so immer die Oberhand. Rennfahrer, ob im Rad-, Ski- oder Motorsport, stellen sich ihre Wegstrecke in Gedanken so lebhaft vor, wie sie diese bewältigen. Oftmals sogar mit verschiedenen Zielideen, aber immer an den Erfolg geknüpft.

Diese geistigen Übungen, Visualisierungen, Imagination, oder auch Selbsthypnose genannt, können Ihnen hilfreich dienen, aus Ihrem Burn-out-Zustand wieder herauszukommen.

Viele tägliche Arbeiten verrichten wir mit negativen geistigen Vorstellungen. Also betreiben wir auch da ein immerwährendes mentales Training. Sätze wie »Jetzt muss ich den Mist auch noch erledigen – das stinkt mir aber.«, »So ein Stress wieder mal.«, »Ich mach noch schnell …«, »Halt mal kurz – da muss ich noch rasch hin.« kennen Sie sicher zur Genüge. Diese Schlagwörter – SCHNELL, KURZ, MUSS, MIST, STRESS et cetera – führen doch zwangsläufig zu Stress, da sie permanent geistig suggeriert werden (mehr hierzu in Kapitel 2, ›Nur noch 5 Tage‹). Genauso, jedoch in umgekehrter Form, können die positiven, zur Entspannung dienenden und zur Genesung beitragenden Sätze visualisiert werden.

Beim mentalen Training sind Sie der Autor, der Regisseur und der Schauspieler in einem!

Mentales Training können Sie folgendermaßen einsetzen:

A: **Erfolgserlebnisse vorstellen:**
Gehen Sie zurück zum Kapitel 2, nur noch 13 Tage. Die dort von mir empfohlene Tabelle oder der Eintrag ins Tagebuch, in dem Sie Ihre Situationen beschreiben. Greifen Sie sich eine für Sie eher negative Situation heraus mit allen Empfindungen. Fühlen Sie sich nochmals in genau diese Situation hinein. Atmen Sie tief durch, stärken Sie Ihren Glauben und stellen Sie sich einmal vor, wie Sie die Situation mit anderen Gefühlen erleben.

B: **Bewältigung der Situation:**
Bleiben Sie bei oben genannter Situation und schließen Sie die Augen. Stellen Sie sich vor, wie Sie nun diese Situation bewältigen, so, als ob Sie in einem Film wären. Wenn nun ein Gefühl aufkommen sollte, in dem Sie Angst oder Stress erleben, dann öffnen Sie die Augen, vergewissern sich, dass Sie zu Hause sind und alles in Ordnung ist. Danach starten Sie mit der Vorstellung zur Bewältigung erneut. Falls Ihnen das nicht gelingen sollte, dann wechseln Sie in die Zuschauerposition und schauen sich von außen her zu, wie Sie die Situation meistern.

C: **Konfrontationstherapie der Situation:**
Stellen Sie sich oben genannte Situation nochmals vor, als müsse diese Szene nochmals gespielt werden. Sie kommen in diese Situation und es wird Ihnen wieder unangenehm. Schließen Sie die Augen und erinnern Sie sich daran, wie Sie diese Situation das letzte Mal bewältigt haben.

D: **Entspannung:**
Gehen Sie nun einen Schritt weiter und fühlen und spüren Sie sich direkt nach der Bewältigung und Konfrontation oben genannter Situation. Fühlen Sie eine gewisse Erleichterung? Wie ist Ihr Puls? Sind Sie nun etwas entspannter als zuvor?

Im Anschluss an diese Übungen dürfen Sie gerne in einen mentalen Urlaub reisen. Entspannen Sie sich noch eine Weile am rauschenden Meer, in einem Liegestuhl sitzend in den Bergen, auf einer Radtour et cetera. Visualisieren Sie einfach etwas, das Sie jetzt gerne zur Entspannung tun würden.

Tragen Sie diese durchgespielte Situation in Ihr Tagebuch ein!
Üben Sie nun täglich 1 Situation aus Ihrem Tagebuch durch! Damit werden Sie auf sich sensibilisiert. Sie werden sich in diversen Situationen achtsamer erleben und können auf Dauer gesehen Stresssituationen vermeiden oder direkt bewältigen. Diese Übungen sollen Ihnen helfen, aus der Stress-Sackgasse zu entkommen. Sobald Sie aus dieser Falle heraus sind, können Sie auf diese Weise vorbeugen, später wieder hineinzutappen.

Dieses Durchspielen verschiedener Situationen kann Ihnen helfen, in der Realität mit unangenehmen Gefühlen oder Stressreaktionen besser klarzukommen. Je häufiger Sie diese Situationen durchspielen und den für Sie bestmöglichen Ausgang finden, desto reeller werden diese für Sie. Je reeller sie werden, desto einfacher lassen sie sich durchführen.

Noch 9 Tage: Mut tut gut – drück dich mutig!

Was ist Mut?
Glaube nicht den Zweiflern
die sagen
das kannst du nicht
Glaube nicht den Ängstlichen
die sagen
was werden die Leute sagen
Vertrau deiner Ahnung
die dich
auf deinen Weg führt
Vertrau deinem Mut
der dich befähigt
du selbst zu sein
Vertraue dir selbst
dein Leben an.

(Verfasser unbekannt)

Mut ist, wenn man sich seiner Angst stellt und seinen eigenen Weg geht! Es bedeutet nicht unbedingt, dass man vor nichts mehr Angst hat. Für jeden bedeutet jedoch Mut etwas anderes.

Zitat meiner Tochter (5 Jahre alt): »*Wenn man sich nicht traut, und man macht's aber trotzdem, das heißt Mut.*«

Für den einen bedeutet Mut, das Burn-out zu akzeptieren; für den anderen bedeutet Mut, das Burn-out anzugehen, und für wieder einen anderen bedeutet es, mutig zu sein, dieses Buch zu kaufen oder es zu lesen. Für mich bedeutete Mut, dieses Buch zu schreiben, da ich immer wieder mit mir selbst konfrontiert wurde.

Ich denke, Mut bedeutet, Vertrauen zu haben in die eigene Kraft. Es war oder ist auch mutig, sich dem Stress so hinzugeben, bis man völlig ausbrennt. Denken Sie nicht auch so?

Mut knüpft sich auch an Angst an, aber dem Thema Angst möchte ich einen anderen Tag in diesem Kapitel widmen.

Wie werden wir mutig(er)?

Den ersten Schritt haben Sie getan. Sie haben Mut bewiesen, indem Sie sich mit sich selbst so weit auseinandersetzten, dass Sie bereit waren und sind, Hilfe zu suchen und Hilfe anzunehmen. Indem Sie bereit sind, dieses Buch zu lesen, sind Sie auch bereit, sich selbst helfen zu wollen und zu können.

Nun möchte ich Ihnen aber helfen, noch mutiger zu werden. Die nachfolgende Übung, täglich praktiziert, soll Sie bestärken, im Anschluss an das 14-Tage-Burn-out-Programm Ihren neuen Weg gehen zu können.

Ohrmassage und wie man sich mutig drückt

Diese Ohrmassage basiert auf den neuralgischen Punkten der Ohrakupunktur. Der Ursprung dieser Therapieform entstammt der Aurikulotherapie, die im Jahre 1950 von dem französischen Arzt Paul Nogier entdeckt wurde. Die Ohrakupunktur/Aurikulotherapie ist eine Sonderform der Akupunktur, welche von einer anderen Philosophie getragen wird als die chinesische Akupunktur.

Die Wirkungsweise der Ohrakupunktur basiert auf der Stimulierung sogenannter Reflexpunkte. Diesen genau definierten und lokalisierten Punkten werden jeweils die spezifischen Organe des menschlichen Körpers zugeordnet. Durch eine gezielte Aktivierung kann man somit zur Genesung beitragen.

In den Abbildungen Nr. 1 und 2 können Sie die wichtigsten Punkte für unsere Ohrmassage erkennen. Abbildung Nr. 3 zeigt Ihnen die topografische Lage der Ohrreflexzonen.

Die Ohrakupunktur wird zum Beispiel in England erfolgreich eingesetzt bei Suchterkrankungen, psychischen Erkrankungen wie

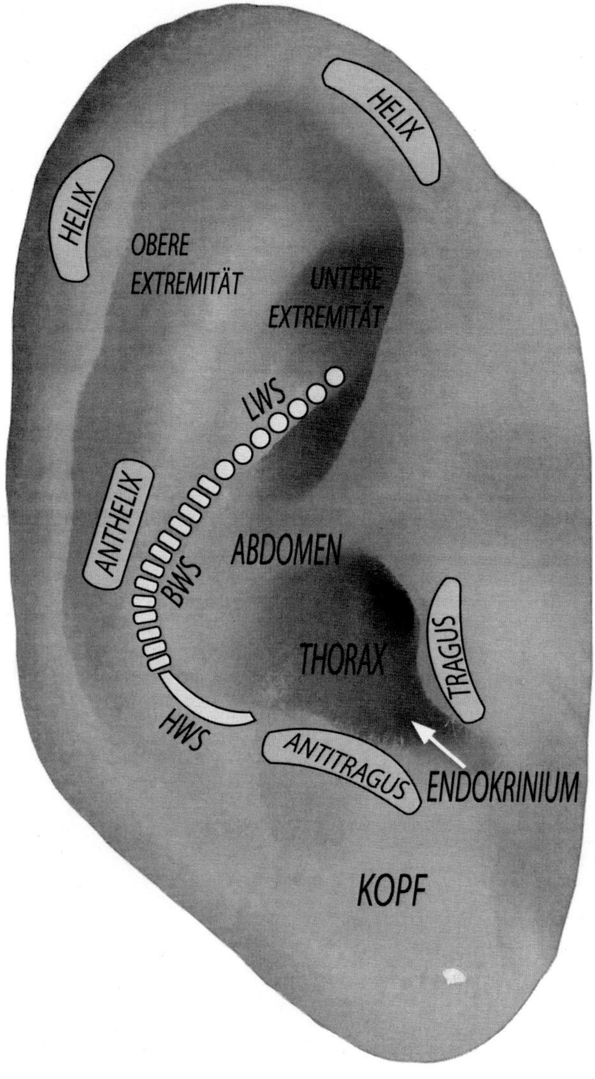
HELIX
HELIX
OBERE
EXTREMITÄT
UNTERE
EXTREMITÄT
LWS
ANTHELIX
ABDOMEN
BWS
TRAGUS
THORAX
HWS
ANTITRAGUS
ENDOKRINIUM
KOPF

Abb.: 1

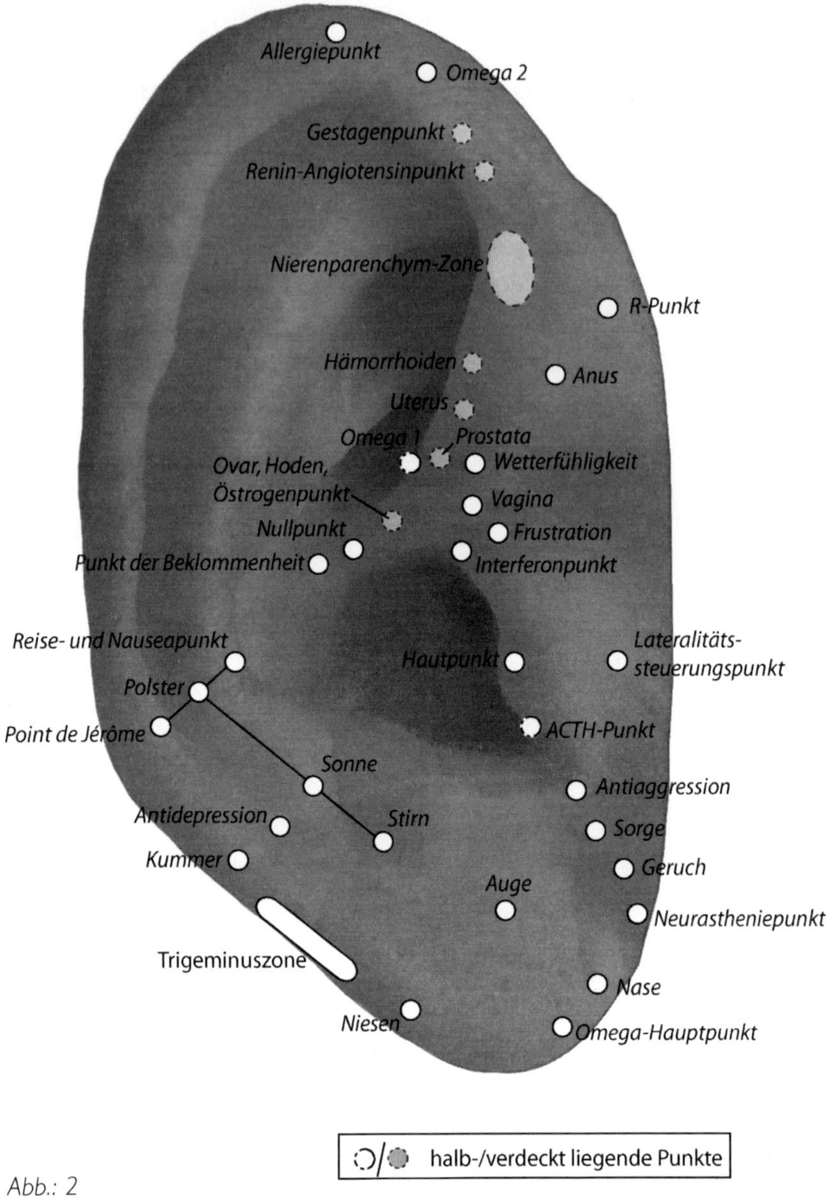
Allergiepunkt
Omega 2
Gestagenpunkt
Renin-Angiotensinpunkt
Nierenparenchym-Zone
R-Punkt
Hämorrhoiden
Anus
Uterus
Omega 1
Prostata
Ovar, Hoden, Östrogenpunkt
Wetterfühligkeit
Vagina
Nullpunkt
Frustration
Punkt der Beklommenheit
Interferonpunkt
Reise- und Nauseapunkt
Hautpunkt
Lateralitäts-steuerungspunkt
Polster
Point de Jérôme
ACTH-Punkt
Sonne
Antiaggression
Antidepression
Stirn
Sorge
Kummer
Geruch
Auge
Neurastheniepunkt
Trigeminuszone
Nase
Niesen
Omega-Hauptpunkt
halb-/verdeckt liegende Punkte

Abb.: 2

Angstzuständen, Erschöpfung und Depressionen sowie zur Schmerztherapie.

Jedoch ist die Liste der Indikationen noch länger: Herz-Kreislauf-Erkrankungen, Atemwegserkrankungen, gastrointestinale Erkrankungen, urogenitale Erkrankungen, Hauterkrankungen, allergische Erkrankungen, Stoffwechselerkrankungen, hormonelle Erkrankungen, vegetative Erkrankungen, Angstsyndrome.

Ohrakupunktur sollte nicht eingesetzt werden bei lokalen Entzündungen am Ohr, Narben am Außenohr, Defekten nach Verletzungen, absoluten Operationsindikationen, akuten (lebensbedrohlichen) Erkrankungen.

Ohrmassage

Nun möchte ich Ihnen aber keine Akupunktur anbieten, sondern eine Ohrmassage zur täglichen Pflege. Da Sie bei dieser 5-Minuten-Ohrmassage immer alle Reflexpunkte stimulieren, können Sie somit auch alle Organe aktivieren, die Ihnen zusätzlich zur Gesundung sowie Prävention dienen. Im Übrigen können Sie diese Massage überall anwenden, egal, wo Sie sind. Beobachtet habe ich auch, dass diese Massage bei Müdigkeit hilft.

Sie können beide Ohren gleichzeitig massieren oder eins nach dem anderen. Ich werde Ihnen diese Massage an einem Ohr erklären.

Beginnen Sie an der oberen Helix und kneten Sie langsam mit Daumen und Zeigerfinger die ganze Helix bis nach unten

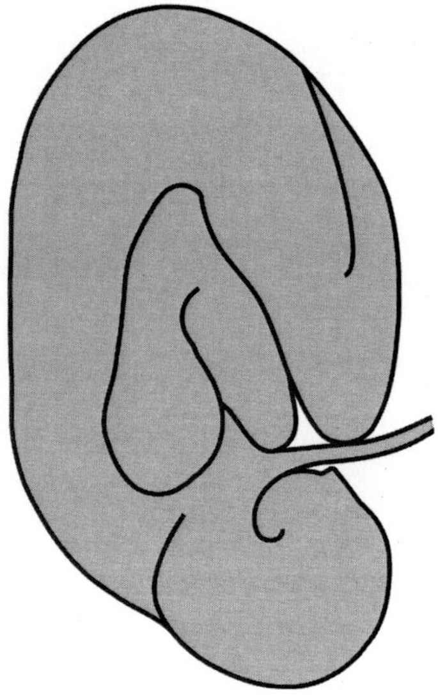

Abb.: 3

zum Ohrläppchen und dann wieder hinauf. Wiederholen Sie dies 5- bis 7-mal. Jetzt klappen Sie die Helix nach innen und kneten die hintere Seite der Helix und Anthelix wieder bis zum Ohrläppchen circa 5- bis 7-mal. Sie spüren jetzt sicher schon, dass sich das Ohr wärmer anfühlt. Jetzt beginnen Sie an der oberen Fläche der Anthelix und kneten diese bis zum Antitragus. Danach kommt die innere Fläche der Ohrmuschel dran; diese stimulieren Sie am besten nur mit einem Finger, so, als würden Sie das Ohr putzen. Den Tragus können Sie im Anschluss wieder mit Daumen und Zeigefinger kneten.

Zum Schluss widmen Sie sich nochmals dem Ohrläppchen, da sich hier die wichtigsten psychischen Punkte befinden. Wahlweise können Sie die Abschlussmassage mit einem von Ihnen gewählten Öl »verfeinern«.

Übernehmen Sie nun diese Massage in Ihren täglichen Pflegeplan und auch immer, wenn Sie sich in Situationen befinden, in denen Sie sich unwohl fühlen. Tragen Sie die Massage in Ihr Tagebuch ein, in die Tabelle des Wohlbefindens.

Prima, nun haben Sie wieder einen Tag geschafft!

Weiter so!!

Noch 8 Tage: Die Vergangenheit gehen lassen

Heute möchte ich Sie auf eine kleine Traumreise entführen!

Möchten Sie einiges Ihrer Vergangenheit loswerden?

Bedenken Sie, dass Ihre Vergangenheit wichtig ist, egal, was Sie erlebt haben. Es gehört zu Ihnen, es hat Sie zu dem wunderbaren Menschen gemacht, der Sie heute sind. Mag auch einiges nicht so gelaufen sein, wie Sie es sich gerne gewünscht hätten. Sie denken bestimmt auch daran: »Hätte ich nur nicht ..., dann wäre ich heute nicht in einem Burn-out.« Sie würden sicher vieles wieder so oder ähnlich machen. Werten Sie Ihre Vergangenheit nicht negativ. Vielleicht hat doch alles seinen Sinn. Wir wissen es nicht. Aber Sie sind jetzt an einem Punkt, an dem Sie Ihr Leben wieder steuern können, damit Ihre Vergangenheit Sie in der Zukunft zu einem vitalen Menschen macht.

Da Sie einiges Ihrer vergangenen Tage, Monate oder auch Jahre nicht mehr mit sich herumtragen möchten, können Sie heute damit beginnen, Ihren Ballast »abzuwerfen«.

Die Traumreise basiert auf der Technik des autogenen Trainings sowie der Meditation. Ziel ist es, die Atmung zu steuern, Entspannung zu fördern und die Gedanken zu kontrollieren.

Was ist autogenes Training?

Sagen Sie sich manchmal auch folgenden Satz: »Ganz ruhig, ich bin ganz ruhig, alles wird gut!« Dann haben Sie hier bereits schon autogenes Training angewandt. Der Berliner Arzt J. H. Schultz hat in den Jahren um 1920 das autogene Training (AT) entwickelt. Diese Entspannungstechnik kann Sie in einen angenehmen Zustand der Tiefenentspannung bringen.

Der Begriff »autogenes Training« stammt aus dem Griechischen ab: »autos« = »selbst« und »genos« = »erzeugen«. In der Grundstufe dieser Übungen werden Sie konfrontiert mit dem Erleben der Schwere,

Erleben der Wärme, Herzregulierung, Atmungsregulierung, Bauchwärme und Stirnkühlung.

Siehe hierzu auch Kapitel 3 ›Progressive Muskelentspannung und autogenes Training‹!

Was ist Meditation?

Schon allein das Dasitzen und einfach mal nichts Denken ist Meditation. Jedoch gibt es zahlreiche Meditationsformen, die länger als nur 5 Minuten dasitzen enthalten.

Meditation, regelmäßig angewandt, wirkt als Entspannung des Körpers, des Geistes und der Seele.

Meditation stammt vom Lateinischen »meditatio«, abgeleitet von dem Verb »meditari« = »nachdenken, überlegen«!

Der Geist wird durch Achtsamkeits- und Konzentrationsübungen beruhigt und gesammelt.

Mehr dazu in Kapitel 3 ›Progressive Muskelentspannung und autogenes Training‹.

Setzen Sie sich bequem auf einen Stuhl oder in einen Sessel. Ich empfehle Ihnen zu sitzen, da es im Liegen passieren kann, dass Sie einschlafen.

Die Hände legen Sie auf Ihre Oberschenkel. Jetzt atmen Sie 3- bis 4-mal tief durch die Nase ein und durch den Mund aus. Dann schließen Sie Ihre Augen und lauschen noch 4- bis 6-mal Ihrer Atmung. Nun sagen Sie sich ein paar Mal in Gedanken: »Ich bin ganz ruhig, gelöst und entspannt.«

Lassen Sie sich nun entführen in einen wunderschönen Garten, dessen bunte Blumen und tiefgrünes Gras die Landschaft wie ein Paradies erscheinen lässt. Sie laufen durch den Garten und Ihre Hände streifen die zarten Blumen. Sie atmen tief ein und aus, um die blumige Welt in sich aufzunehmen. Am Ende des Gartens ist ein braunes

Gartentor. Sie öffnen es, blicken nochmals zurück zu den schönen Blumen in ihrer vielfältigen Art, atmen tief ein, schreiten durch das Tor, atmen langsam durch den Mund aus, während Sie das Tor wieder schließen.

Nun erstreckt sich die Landschaft in ein sattes Grün, und wenn Sie nach vorne schauen, wird es etwas steiniger. Sie laufen nun etwas langsamer und atmen die leicht kühle, frische Luft ein und aus. Sie vernehmen ein leichtes Plätschern und Sie laufen weiter und nähern sich einem See mit einem kleinen Wasserfall. Sie laufen einmal um den See und erfreuen sich der Natur. Auf Ihrem Rundgang um den See entdecken Sie ein kleines braunes Ruderboot, welches an einem morschen Holzpflock vertäut ist. Sie setzen sich an das steinige, von der Mittagssonne erwärmte Ufer und genießen die Aussicht und die Ruhe. Sie sind umgeben vom Zirpen der Grillen, vom Flattern der bunten Schmetterlinge und anderer Insekten. Sie nehmen Ihren mit Ihrer Vergangenheit gefüllten Rucksack vom Rücken und stellen diesen in das Ruderboot. Sie atmen tief ein, und während Sie ausatmen, lösen Sie das Tau und lassen das Ruderboot mit dem Rucksack und Ihrer Vergangenheit auf den See treiben. Schauen Sie noch ein Weilchen hinterher ...

Dann nehmen Sie den Rückweg wieder auf. Sie verlassen den einsamen See, auf dem in der Mitte das Ruderboot schwimmt. Sie durchqueren die steinige und immer grüner werdende Landschaft bis hin zu Ihrem Gartentor. Sie atmen tief ein, öffnen das Gartentor, und während Sie ausatmen, schließen Sie das Tor wieder. Vor Ihnen liegt der bunte Garten in seiner vollen Pracht. Sie schlendern gemütlich durch den schönen Garten ...

Nun öffnen Sie langsam wieder Ihre Augen, recken und strecken sich. Spüren Sie die Leichtigkeit auf Ihrem Rücken? Was war, ist vorbei!

Diese schöne Übung können Sie immer dann durchführen, wenn

Sie das Gefühl haben, wieder etwas dahin schicken zu wollen, woher es kommt.

Nun haben Sie wieder einen Tag geschafft! Bravo! Weiter so!

Shakti-Mudra, bei innerer Unruhe 3-mal täglich 12 Minuten (Erläuterungen zu Mudras siehe Kapitel III „Fingeryoga-Mudras")

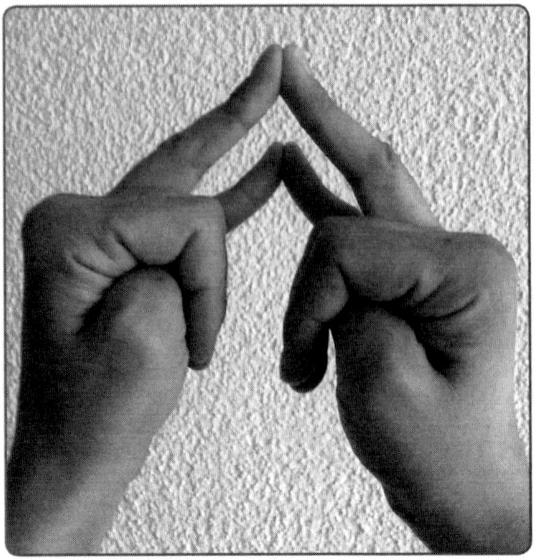

Noch 7 Tage: Träne um Träne

Gesunde Tränen um das liebe Weinen

Sind Sie noch dabei? Haben Sie gesehen, dass es jetzt nur noch 7 Tage sind bis zu Ihrem ersten Ziel?

Wie kommen Sie mit den vorhergehenden Aufgaben zurecht? Machen Sie doch heute eine Zwischenbilanz.

Wir weinen oftmals tränenlos. Aber meistens sind die Tränen mit im Spiel, und um diese Emotion dreht sich das heutige Thema.

Tränen.

Freudentränen, Tränen beim Zwiebelschneiden, Tränen der Trauer, der Verletzung, der Verzweiflung, der Wut ...

Manchmal befreien sie uns, manchmal stören sie einfach, manchmal sind sie zu viel des Guten.

Warum weinen wir eigentlich?

Weinen ist nicht zwingend an eine ganz bestimmte Emotion gebunden, aber meistens weinen wir bei Trauer.

Babys zum Beispiel weinen zur reinen Kommunikation. Diese Art der Kontaktaufnahme dient Ihnen zur Verständigung bei einer nassen Windel, bei Hunger, bei dem Wunsch nach Aufmerksamkeit oder einfach nur zum Kuscheln.

Sogar bei den sogenannten Freudentränen ist eine kleine Traurigkeit mit eingebunden. Vielleicht in dieser Form: »Ich hätte nie gedacht, dass jemand an mich denkt.« Kommt dann plötzlich eine Botschaft, so ist man erleichtert nach der vorangegangenen Trauer. Da man sich jetzt aber freut, werden diese Tränen Freudentränen genannt.

Meine Mutter sagte immer: »Wer viel weint, muss weniger zur Toilette.« Na ja, ich musste auf alle Fälle danach immer schmunzeln. Gewiss kennen Sie auch den einen oder anderen passenden oder unpassenden Spruch dazu, wie: »Weinen macht schöne Augen!«

Mehr als rote und geschwollene Augen haben Sie nach einem

Tränensturzbach sicher auch nicht gesehen. Aber sobald dies vorbei war, haben Ihre Augen sicher gestrahlt.

Weinen, Heulen, Flennen, mit oder ohne Tränen, sind aber eine tolle Idee des Körpers, denn Sie können es überall tun und auch fast zu jedem Anlass. Dass es nicht überall gerne gesehen wird, hängt oft mit der Unsicherheit des nicht Weinenden zusammen. Denn dem Gegenüber wird eine Ich-muss-jetzt-helfen-Emotion auferlegt. Viele wissen aber nicht, was sie tun oder lassen sollen, und fühlen sich dann unwohl oder überfordert.

Sie sollten sich Ihrer Tränen niemals schämen. Seien Sie stolz darauf, dass Sie noch weinen können. Kennen Sie das Gefühl, wenn Sie Tränen unterdrücken? Jeder reagiert anders, aber achten Sie mal darauf.

Lachen und Weinen sind Geschwister. Sie sind sich sehr nahe und trotzdem verschieden. Aber beide wirken entspannend. Sehr sogar. Also lassen Sie ihren Tränen freien Lauf, denn gerade während des Burn-out-Prozesses ist diese Art der Entspannung wichtig. Tränen können auch einen psychischen Reinigungseffekt auslösen. Aber Vorsicht: Denn wenn Sie zu viel weinen und sich zu sehr hineinsteigern, können Sie in eine depressive Verstimmung fallen, die nicht gesundheitsfördernd ist.

Tränen sind wichtig für Sie!

Schreiben Sie auf, wenn Sie geweint haben, und notieren Sie dazu, was Ihre Gedanken waren und wie es Ihnen danach erging.

So können Sie Ihre Emotionen steuern und sie später analysieren. Denn das hat im ersten Moment wenig Sinn und hilft Ihnen umso mehr, wenn die Phase des Weinens wieder vorbei ist.

Danach können Sie anhand des Aufgeschriebenen sehen, wo Sie Tränen und Entspannung am meisten benötigen.

Diese Aufgabe des heutigen Tages ist somit vorerst einmal abgeschlossen.

Freuen Sie sich auf morgen!

Noch 6 Tage: Ich hab' mich so lieb!

Ich liebe mich, ich lieb mich nicht, ich liebe mich

Nach der gestrigen Wahrnehmungsübung wird Ihnen die heutige Übung sicher etwas leichter fallen. Eigenliebe zu entwickeln ist für viele Menschen etwas Neues, etwas Fremdes. Doch es ist so wichtig, denn wir sind mit uns selbst ein Leben lang verbunden, auf engstem Raum, wir können nicht einmal vor uns selbst davonlaufen.

Und wer sich ständig lieblos an die Grenzen und darüber hinaus bringt, der wird zwangsläufig krank. Sie haben bestimmt schon von anderen gehört, wie sie Sie aufforderten: »Sei lieb zu dir«, und ihre Antwort war ein schlichtes »Ja, ja!«

Es ist auch gar nicht so einfach zu entdecken, dass man sich selbst lieb haben kann, geschweige denn, es auch in die Tat umzusetzen.

Leichter ist es an dieser Stelle, ein Gegenüber zu finden, das einem liebevolle Worte ins Ohr flüstert und einem sagt, wie sehr es einen liebt. Sei es der Partner, die Partnerin, die Kinder oder Eltern. Aber ist es wirklich leichter?

Es gibt da einen Spruch, den ich als Kind in meinem Poesiealbum stehen hatte: »Der beste Weg, einen Freund zu finden, ist selbst einer zu sein!«

Also, wer sich selbst liebt, der wird auch geliebt und kann diese Liebe auch erwidern.

Was bedeutet Eigenliebe oder Selbstliebe? Den ganzen Tag mit einem Lächeln herumzulaufen und eine rosa Brille zu tragen?

Wer sich selbst liebt, der ist achtsamer und geht auch achtsamer mit sich um. Es wird auch dann immer wieder Momente geben, in denen man sich mal nicht so gern hat oder mit dem, was man tut oder getan hat, mal nicht ganz einverstanden ist.

Wenn Sie Eigenliebe entwickeln, dann werden Sie mit der Zeit auch Ihre Bedürfnisse entdecken und Sie dann auch verwirklichen. Sei es ein klares Nein zu sagen, wenn Sie etwas nicht möchten, oder ein deutliches Ja, wenn Sie Lust auf etwas haben, das Sie gerne machen würden. Sie werden die Zeit so einteilen können, dass Sie mehr davon für sich haben und nutzen. Es wird Ihnen leichter fallen, ein Rendezvous mit Ihnen selbst auszumachen und dieses auch wahrzunehmen. Sie werden das eigene Rendezvous nicht absagen, weil Ihnen etwas anderes wichtiger erscheint. Sie werden Ihrem Körper viel mehr Gutes tun und er wird es Ihnen danken. Sie werden aus dem Burn-out leichter rauskommen und draußen bleiben. Eigenliebe bedingt aber tägliches Üben.

Sie haben in den vorangegangenen Tagen gelernt, sich wahrzunehmen, sich dem Schlafbedürfnis anzupassen, mentales Training für ein Ja zu Ihnen zu beginnen, Ihre für Sie mit negativen Gefühlen bestückte Vergangenheit abzuwerfen und sich zu spüren, zu fühlen, ohne (Be-)Wertung.

Ab heute kommt das Training zur Eigenliebe hinzu. Jeden Tag 5 Minuten genügen. Wenn Sie täglich üben und es immer wieder tun, wird es Ihnen mit der Zeit in Fleisch und Blut übergehen.

Denken Sie daran, aller Anfang ist schwer, aber das Ergebnis ist verblüffend!

Ziehen Sie sich nackt aus und stellen sich vor einen großen Spiegel. Betrachten Sie einmal, was sie sehen (wenn es Ihnen möglich ist, frei von jeglicher Wertung, also reines Betrachten).

Betrachten Sie den Kopf, Ihre Haare, die Stirn, die Augenbrauen, die Wangen, Ihre Ohren und so weiter. Lassen Sie sich Zeit, alles anzuschauen. Wandern Sie mit Ihren Augen von oben nach unten, als wäre es das erste Mal, dass Sie sich sehen. Es macht Sie neugierig auf sich selbst. Wenn Sie dann bei den Füßen angekommen sind, wandern Sie mit den Augen wieder nach oben zu Ihrem Kopf, schauen Sie nochmals Ihr Gesicht an. Und nun schauen Sie sich in die Augen und sagen sich: »DAS BIN ICH!« Wiederholen Sie diesen Satz 3- bis 4-mal und wenden Sie Ihren Blick dabei nicht ab.

Na, wie fühlen Sie sich dabei? Kommt es Ihnen komisch vor? Spüren

Sie Freude oder Ablehnung? Kommen Ihnen gar die Tränen? Es darf alles sein. Lassen Sie die Gefühle zu, Sie sind ja alleine – mit sich selbst!

Und nun schauen Sie sich wieder alles an Ihnen an, was Ihnen gefällt. Sagen Sie sich selbst laut, zum Beispiel: »Mir gefällt mein Kinn, meine Nase. Ich finde meine Schultern schön.«

Danach schauen Sie sich wieder in die Augen und sagen: »DAS BIN ICH!«

Nehmen Sie nun Ihr Lieblingsöl oder Ihre Bodylotion und reiben Sie sich ein. Langsam, sanft, und wenn Sie an dem Körperteil sind, das Ihnen besonders gut gefällt, dann beobachten Sie Ihre Gefühle dabei.

Hüllen Sie sich nun in einen Bademantel oder kuscheligen Hausanzug, machen Sie sich einen Tee und spüren Sie der Übung etwas nach.

Tragen Sie Ihre Erlebnisse in Ihr Tagebuch ein!

Und wieder haben Sie einen Schritt geschafft, der Ihnen hilft, aus dem Burn-out zu kommen!

Bravo, weiter so!

Noch 5 Tage: Kognitive Therapie, positive Denkmuster

Was ist kognitive Therapie?

Kognition ist die Gesamtheit aller Prozesse, die mit Wahrnehmung und Erkennen zusammenhängen, insbesondere durch Gedankengänge und das jeweilige Verhalten dazu.

In der heutigen Übung werden Sie lernen, Ihre falschen oder negativen Denkmuster zu entschärfen. Mittels Umdenken oder auch Umformen in positive Denksätze können Sie bestimmte Situationen besser meistern. Sie werden lernen, Ihrer Ängste, Sorgen und negativen Gedanken Meister zu werden.

Die Übungen der letzten Tage helfen Ihnen nun dabei, dieses Training leichter zu erkennen und umsetzen zu können.

Ihre Ängste und Sorgen entstehen aus Ihren negativen Wertungen, weil Sie zum Beispiel etwas als gefährlich und bedrohlich bewerten.

In der Therapie zur Angstbewältigung steht die kognitive Umstrukturierung an ganz wichtiger Stelle.

Durch Ihre zahlreichen Symptome, während Sie sich im Burn-out-Zustand befinden, spielt die Angst eine große Rolle. Sie spüren dies sicher, wenn das Herzrasen einsetzt oder Ihnen einfach plötzlich schwindelig wird. Um nur einige davon zu benennen.

Vielleicht so: Sie werden nachfolgend bemerken, dass sich Ihre Gedankengänge allmählich verändern. Dabei werden Ihnen einige Denkmuster bekannt vorkommen, tauchen diese doch bereits im autogenen, mentalen Training auf (wie z. B. sich spüren und lieben lernen). Ebenso spielt hierbei das Tagebuch mit seiner Wahrnehmungsspalte eine große Rolle.

In der integrierten Kurztherapie sowie im neurolinguistischen Programmieren (NLP) geht es darum, den negativen Denkansatz zum positiv ähnlichen Denkansatz umzuformulieren. Wichtig ist, dass Sie dabei immer in der Gegenwart bleiben. So, als wäre es jetzt so!

Denkmuster bestimmen Ihr Leben, Ihr Verhalten und Ihre Gesundheit! Nehmen Sie ein Blatt Papier und schreiben Sie sich einige Merk- oder Denksätze auf. Sie können auch auf Ihr Tagebuch zurückgreifen, in dem Sie einige Situationen notiert haben.

Einige Merksätze werde ich für Sie notieren und dazu das positiv Ähnliche. Schauen Sie sich diese Sätze und Umformulierungen an. Formen Sie dann einige Ihrer Gedanken ebenfalls um und schreiben Sie dies unbedingt auf.

Einschränkende und erlaubende Denksätze:

- Ich muss es anderen recht machen/lieb sein!
  Ich darf loslassen; mich fühlen und wissen, ich bin liebenswert.

- Ich darf nicht sein/leben und nicht (hinter-)fragen!
  Ich darf leben, mit anderen zusammen sein, ich selbst sein und meinem Erkennen vertrauen.

- Ich muss stark/gut sein!
  Ich kann vertrauen und mich einlassen.

- Ich muss perfekt sein und andere auch!
  Ich darf meinem Gefühl vertrauen und wissen: Ich bin okay!

- Ich muss »so und so« sein und darf eigene Gedanken nicht denken!
  Ich darf so sein, wie ich bin; mich sicher fühlen und meine Gedanken realisieren.

- Ich muss mich anstrengen!
  Ich darf meine Kraft und Energie einbringen, um meine und/oder gemeinsame Ziele zu verfolgen und zu verwirklichen. Ich bin kostbar in dem, was ich bin, und in dem, was ich tue.

Körperliche Symptome: D = Denken, PG = *positiver Glaubenssatz*

Rastlosigkeit

D: Ich schaff das nicht, mir läuft die Zeit davon.
PG: *Ich mache einen Schritt nach dem anderen. In der Ruhe liegt die Kraft.*

Erschöpfung/Müdigkeit

D: Ich schlafe gleich ein und kann mich nicht mehr halten.
PG: *Durch meine Müdigkeit komme ich zu meiner Ruhe und Entspannung.*

Verspannung/Anspannung

D: Ich bin ganz verspannt/angespannt, gleich kann ich mich nicht mehr bewegen.
PG: *Ich atme langsam aus und recke und strecke mich.*

Schwindel durch Verspannung/Anspannung

D: Gleich falle ich hin/um.
PG: *Ich bewege mich jetzt etwas, denn ich bin nur verspannt/angespannt.*

Herzrasen

D: Ich bekomme jetzt sicher einen Herzinfarkt.
PG: *Beim Sport hab ich auch einen erhöhten Puls, ich habe nur eine Panikattacke.*

Vergesslichkeit

D: Jeder wird merken, dass ich wieder etwas vergessen habe.
PG: *Die anderen vergessen auch einiges, ich bin nicht alleine.*

Unsicherheit

D: Hoffentlich merkt niemand was von meiner Unsicherheit.
PG: *Lieber unsicher sein als unvorsichtig handeln.*

Depersonalisierung/Unwirklichkeit

D: Ich werde jetzt gleich wahnsinnig.
PG: *Ich bin ganz normal, auch wenn ich mich grad anders fühle.*

Angst vor Menschen/soziale Angst

D: Es werden mich sicher alle ablehnen.
PG: *So, wie ich mich fühle, möchte ich sein und mich geben.*

Angst ist eines der großen Probleme bei unseren Denksätzen. Es gibt enorm viele Ängste/Angstsituationen und Panikattacken, die separat behandelt werden sollen.

Sollten Sie spüren, dass bei vielen Denksätzen die Angst im Vordergrund steht, dann empfehle ich Ihnen das Buch »Die 10 Gesichter der Angst« (s. Literaturverzeichnis).

Einzelne Wörter:
- zu aktiv sein – engagiert sein
- traurig sein – Gefühle zulassen können
- Angst haben – vorsichtig sein

Haben Sie auch einen oder mehrere negative Denksätze gefunden, die immer wieder bei Ihnen auftauchen?

Schreiben Sie täglich einen davon um und prägen Sie ihn sich ein. Es empfiehlt sich, nicht alle Sätze an einem Tag umzuformulieren, Sie würden sonst den Überblick verlieren und sich nicht mehr an den positiven Glaubenssatz erinnern. Machen Sie einen Schritt nach dem anderen. Sätzen, die sich ständig wiederholen, sei es beim Einkaufen oder bei den alltäglichen Aufgaben, sollten Sie besondere Beachtung schenken. Es sind diese versteckten Sätze, die uns das Leben oftmals schwer machen, da sie sich einfach einschleichen, einbrennen und wir es nicht merken.

Und nun sind Sie schon wieder einen Schritt weitergekommen. Super! Weiter so!

Noch 4 Tage: Ausatmen - Einatmen

Warum atmen wir?

Wenn wir atmen, nehmen wir Sauerstoff auf und verwerten diesen in den Körperzellen. Gleichzeitig scheiden wir Kohlendioxid und Wasser als Abfallprodukte aus. Die Atmung ist somit unerlässlich, damit wir die Lebensvorgänge aufrechterhalten können.

Die Luft, die wir durch die Nase oder den Mund einatmen, enthält circa 79 % Stickstoff, circa 21 % Sauerstoff und circa 0,04 % Kohlendioxid. Dieses Gasgemisch geht Richtung Luftröhre und Bronchien und gelangt weiter in die beiden Lungenflügel, die den größten Teil des Brustraums füllen. Von dort aus geht's zu kleineren Kanälen, in die unzähligen kleinen Lungenbläschen und schließlich in den Blutkreislauf.

Die Luft, die wir durch die Nase oder den Mund ausatmen, enthält weniger Sauerstoff, aber dafür mehr Kohlendioxid und Wasser.

Der Brustkorb ist so beweglich, dass sich die Lunge beim Einatmen ausdehnt und beim Ausatmen zusammenzieht.

Der Blutkreislauf versorgt somit den Organismus mit allem lebensnotwendigen Atem, dem Lebensatem.

Bei Entspannung atmen wir ruhiger; dies verhindert Blockaden, die durch Anspannung und starke Emotionen entstehen.

Stehen wir unter Stress, atmen wir flacher und gepresster. Damit verursachen wir, dass nicht genügend Luft über den Blutkreislauf zu unseren Organen gelangt.

Eine bewusste Steuerung der Atmung verbessert die Durchblutung. Sie nimmt einen positiven Einfluss auf unseren Körper mit Zellstoffwechsel, Immunabwehr und Verdauung und, nicht zu vergessen, letztendlich auch auf unsere Psyche.

Atmen lernen? Das geht doch von ganz alleine ...

Natürlich geht die Atmung von ganz alleine. Es wird sogar automatisch ein Impuls zum Einatmen ausgelöst. Wir atmen pro Tag circa 23000-mal ein und aus. Da sich unsere Atmung auch automatisch unserer Stimmung anpasst, ist es besonders im Burn-out-Stadium wichtig, das sinnvolle und richtige Atmen zu lernen. Tiefes Atmen zuzulassen, Ängste einfach »wegzuatmen«, um dem Burn-out den Garaus zu machen.

Die folgenden Atemübungen sind einfach, benötigen keinen Platz, sind immer und überall durchführbar, haben keine Nebenwirkungen und dauern nicht stundenlang an.

Starten Sie sofort damit, Sie werden bei immerwährender Anwendung, vor allem in Stresssituationen, spüren, was unser Atem alles Positives für Sie tun kann.

Atemübungen:

Achtsames tiefes Ein- und Ausatmen für weniger Stress

Setzen Sie sich bequem auf einen Stuhl oder in einen Sessel oder machen Sie auf dem Boden einen Schneidersitz. Die Arme ruhen auf Ihren Beinen. Schließen Sie sanft Ihre Augen. Lauschen Sie Ihrem Atmen eine kurze Weile und beginnen Sie nun tief ein- und auszuatmen. Machen Sie diese Übung nur ein paar Minuten und achten Sie auf die tiefen Atemzüge. Danach öffnen Sie die Augen wieder und genießen die Entspannung.

14 Atemzüge für mehr Kraft und Ausgeglichenheit

Setzen Sie sich auf einen Stuhl oder in einen Sessel bequem hin. Die Arme ruhen locker auf Ihren Beinen. Sie schließen sanft Ihre Augen. Atmen Sie zuerst einmal ganz lange aus. Jetzt atmen Sie sieben Mal hintereinander tief ein und aus. Beim Ausatmen formen Sie Ihre Lippen zu einem Kussmund und lassen den Atemstrom langsam durch die geformten Lippen raus. Danach lassen Sie die Atmung ein paar Mal, ohne tiefe Atemzüge, einfach geschehen. Wenn Sie bereit sind, atmen Sie zuerst wieder lange aus, bevor Sie wiederum sieben Mal hintereinander tief ein- und ausatmen. Öffnen Sie Ihre Augen und genießen Sie die Entspannung und innere Ruhe.

Machen Sie eine der beiden oder besser sogar beide Übungen täglich. Seien Sie achtsam mit dem, was war, ist und sein wird.

Haben Sie schon bemerkt, wie das Ausatmen entspannend wirkt? Die Schultern gehen nach unten, der Körper wird weicher und der Verstand oder auch Geist wirkt klarer und kommt zur Ruhe. Darum empfehle ich Ihnen, immer wenn Sie in Stresssituationen geraten, sich unverzüglich Ihrer Atmung bewusst zu werden. Atmen Sie immer zuerst aus! Das Einatmen geschieht sowieso, auch ohne unser bewusstes Zutun. Stellen Sie sich vor, Sie geraten in eine Stresssituation und kommen unter Druck. Sie atmen ein und atmen ein und nochmals ein. Was geschieht mit Ihrem Brustkorb? Genau, es steigt ein erheblicher (Luft-)Druck in Ihnen an. Aber Druck haben Sie in dieser Situation schon mehr als genug. Also atmen Sie tief aus, so lange wie möglich, wenn es geht mittels der Lippenbremse. So nehmen Sie sich den inneren Druck zuerst weg. Nach dem nächsten Einatmen können Sie beim Ausatmen Ihren gesamten Druck, Ärger oder was Ihnen sonst Stress verursacht hat, einfach wegblasen.

Atmen ist Leben! Leben Sie!
Wieder eine Übung geschafft! Super, weiter so!

Noch 3 Tage: Dem Stress trotzen – wunderschöner Stress

Stress ist längst ein Modewort geworden und wird häufig für die kleinste Anstrengung missbraucht. Für jeden bedeutet Stress etwas anderes. Es gibt eine ganze Bandbreite verschiedener Arten von Stress. Doch wie definiert sich Stress?

Das Wort Stress bedeutet Anspannung; so wird es aus dem Lateinischen, Englischen und Französischen übersetzt. Unter Stress versteht man eine erhöhte Belastung auf der körperlichen sowie geistig-seelischen Ebene. Stress bringt bestimmte Reaktionen hervor, welche sich negativ auf die Gesundheit auswirken. Mehr zu diesem Thema können Sie in Kapitel 1 dieses Buches nachlesen.

Heute können Sie Übungen beginnen, bei denen Sie dem Stress schon im Vorfeld den Garaus machen und ihn erst gar nicht entstehen lassen. Zudem gibt es noch Übungen für Sie, wie Sie aus Stresssituationen leichter herauskommen. Also beginnen Sie damit, dem Stress zu trotzen.

Haben Sie Ihre Sprechweise schon mal intensiv beobachtet? Ist Ihnen auch schon aufgefallen, wie leicht es ist, die Wörter »schnell«, »rasch«, »hurtig«, »kurz« in Ihre Sätze einzubauen und wie schwierig es wird, diese Schlüsselwörter plötzlich wegzulassen? Dann arbeiten Sie daran, indem Sie ab sofort achtsam mit Ihrer Sprache umgehen. Hier kommt Ihnen das Training der kognitiven Therapie mit ihren positiven Glaubenssätzen zugute.

Sätze, wie »Halt mal schnell«, »Komm mal rasch«, »Ich muss noch schnell«, um nur einige davon zu nennen, sollten von Ihnen unter die Lupe genommen werden. Schreiben Sie diese in Ihr Tagebuch. Verweilen Sie über diesen Sätzen. Fragen Sie sich, ob diese Sätze Sinn haben und ob diese Adverbien unbedingt sein müssen. Formulieren Sie diese Sätze einmal um: »Halt mal bitte«, »Komm mal bitte«, »Ich mach noch.« Anstelle des Adverbs, das einen nur vorantreibt, setzen Sie das höfliche Wort »bitte«, und schon klingen die Sätze freundlich und galant, ganz ohne Druck und Stress.

Es wäre ratsam, mit dem Verb MUSS sinnvoll umzugehen. Es hat in unserem Sprachgebrauch nichts zu suchen. Hier ein Beispiel: »Ich muss heute zur Arbeit« oder »Ich gehe heute zur Arbeit«. Welchen Satz würden Sie lieber hören, welcher von beiden klingt in Ihren Ohren angenehmer? Zur Arbeit gehen Sie, so oder so, aber muss es ein MUSS sein oder darf es einfach sein? Sie haben vor 2 Tagen gesehen, wie Sie ganz einfach Sätze umformulieren können, und dies mit großer gesundheitsfördernder Wirkung.

Sehen Sie nun, wie einfach es ist, sich mit solch kleinen Wörtern das Leben zu erleichtern?

Um Ihren Stress, der sich für Sie wie eine Strapaze anfühlt, kennenzulernen, empfehle ich Ihnen wiederum einen Eintrag ins Tagebuch mit folgenden Sätzen:

» Was bereitet mir Stress?
» Warum fühle ich mich gestresst?
» Warum lasse ich mich unter Druck setzen?
» Was ist das Schlimmste, was mir passieren kann, wenn ich mich nicht stressen lasse?
» Wie könnte ich dem Druck entgegnen?
» Was wäre in einer Stresssituation das Beste für mich?

Stellen Sie sich eine für Sie typische Stresssituation vor und beantworten Sie obige Fragen der Reihe nach.

Dem Stress zu trotzen bedeutet einfach nur, dass Sie anders denken und demnach auch anders handeln.

Überbelastungen können Sie ablehnen. Dazu gehört natürlich auch der Mut, Nein zu sagen.

Um Ihnen Mut zu schenken, den Sie im alltäglichen Leben immer wieder brauchen, können Sie dieses Mudra einsetzen:

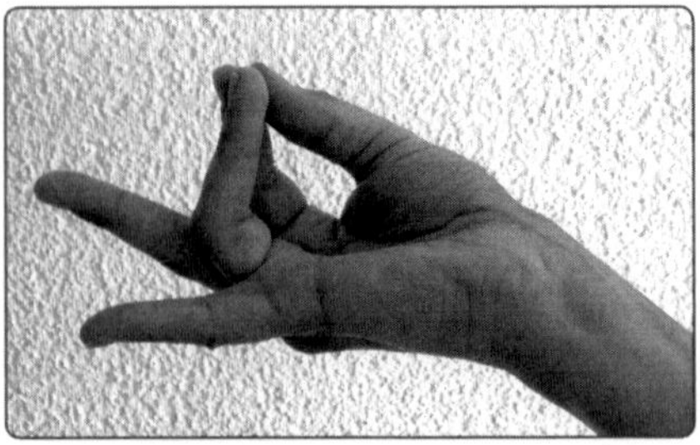

Rudra-Mudra, bei allgemeiner Erschöpfung 3-mal täglich 5 Minuten

Und nun können Sie voll guten Mutes diesen herrlichen Tag abschließen!

Noch 2 Tage: Vitaler werden – den Körper aufbauen

Hoch das Bein

In den letzten Tagen haben Sie sehr viel unternommen, um wieder fit zu werden. Die geistige Fitness hat Sie sicher nun so weit gebracht, dass Sie bereit sind, Ihren Körper wieder aufzubauen.

Körperliche Fitness und somit auch Stabilität bringen Ihnen Ihr Selbstwertgefühl und Selbstvertrauen wieder zurück.

Viele vom Burn-out Betroffene sind so ausgebrannt, dass sie sich nur noch nach Ruhe sehnen. Gehören Sie auch dazu? Ruhe ist auch wichtig, denn ein Motor, der schon heiß gelaufen ist, muss auch mal ausgeschaltet werden, um abzukühlen. Danach kann man ihn aber wieder einschalten. Zuerst jedoch auf Minimalstufe, und dann je nach Bedarf etwas mehr.

So sollten Sie auch vorgehen. Bewegung und Sport sollen in erster Linie Spaß machen. Darum sollten Sie langsam beginnen. Suchen Sie sich eine Bewegungsart aus, üben Sie diese kontinuierlich und steigern Sie sie langsam. Falls Sie länger nichts mehr getan haben, kann es sogar sein, dass Sie nach einem Spaziergang schon Muskelkater verspüren.

Bewegung bei Burn-out sollte auch unbedingt Ihren Symptomen angepasst werden!

Haben Sie zum Beispiel soziale Ängste entwickelt, dann wäre ein Spaziergang im Wald einer Aerobic-Stunde vorzuziehen.

Haben Sie zum Beispiel Ängste entwickelt, dass die Bewegung oder der Sport Ihnen schaden könnte, in Form eines Zusammenbruchs? Übertreiben Sie nichts, beginnen Sie langsam. Gehen Sie mit einer Freundin oder einem Freund spazieren oder schwimmen.

Fühlen Sie Schwindel? Gehen Sie spazieren, gemütlich. Beginnen Sie mit kurzen Strecken, am ersten Tag genügen schon 15 Minuten. Haben Sie Angst, Sie könnten umfallen? Nehmen Sie eine Freundin oder einen Freund mit.

Tägliche Bewegung an der frischen Luft und bei Tageslicht fördert nicht nur die Aufnahme von Sauerstoff, sondern auch die Aufnahme von Vitamin D. Vitamin D, auch Cholecalciferol genannt, fördert wiederum die Kalziumaufnahme im Körper und dient dem Schutz vor Rachitis/Osteomalazie (Knochenerkrankung mit gestörter Mineralisation).

Tägliche Bewegung unterstützt unter anderem die Durchblutung, baut überschüssige Energie ab, erhöht die Sauerstoffzufuhr, kräftigt den Herzmuskel, fördert die Entspannung, schmiert die Gelenke, begünstigt die Balance und macht gute Laune.

Ein Sprichwort sagt:

Auch die längste Reise beginnt mit dem ersten Schritt.

(Laotse)

Also, ziehen Sie Ihre Schuhe an und los geht's:

Achten Sie auch hier wieder ganz besonders auf Ihre Atmung! Atmen Sie vor Beginn der Übungen zuerst einmal aus! Atmen Sie ruhig und behalten Sie Ihren Rhythmus bei. Wenn die Übung anstrengender wird, benötigen Sie mehr Atemzüge. Lassen Sie sich und Ihrem Körper Zeit mit der neuen Aufgabe und Umgewöhnung. Aber bauen Sie Bewegung/ Sport und Fitness in Ihre täglichen Gewohnheiten mit ein. Steigern Sie diese langsam. Niemand erwartet von Ihnen einen Marathonlauf, auch sollten Sie sich nicht unter Druck setzen. Selbst wenn Sie früher einmal sehr sportlich waren, sollten Sie an den heiß gelaufenen Motor denken. Die Erfolge werden Sie schnell sehen. Schon innerhalb einer Woche werden Sie vitaler sein.

Beginnen Sie, je nach Ihrer Verfassung, mit 15 Minuten bewusstem Bewegen und Atmen. Steigern Sie Ihre Aktivitäten im 5-Minuten-Aufbau/Tag. Bald schon, nach einigen Tagen, wird aus 15 Minuten eine halbe Stunde.

Hier finden Sie sicher etwas für Ihren Einstieg:

Trampolinspringen auf dem Minitrampolin:

Trampolinspringen soll dreimal ergiebiger sein als Joggen, so lautet eine Studie der NASA von 1980. Somit würde eine täglich 10-minütige Trainingsdauer genügen, um einem Effekt von einer halben Stunde Joggen zu erzeugen. Durch die sanfte Zurückfederung werden die Gelenke sowie die Bandscheiben geschont. Trampolinspringen fördert die Koordination und kann Ihnen beim Abbau des Schwindels durch Verspannungen behilflich sein.

Spazieren:

Spazieren Sie an der frischen Luft und tanken Sie dabei wertvolles Tageslicht. Suchen Sie sich eine kurze Strecke, die in circa 15 Minuten gemütlichem Spazieren zu bewältigen ist. Gehen Sie diese Strecke täglich, bei jedem Wetter, und erweitern Sie diese je nach Ihrem Bedarf. Diese können Sie aber auch ausbauen, zum Beispiel jeden 2. oder 3. Tag um 5 Minuten. Bis zu der von Ihnen gewünschten Bewegungseinheit.

Leichte Yoga-Übung:

Beim Yoga, einer alten indischen Wissenschaft, werden Körper, Geist und Seele gleichzeitig trainiert und gefördert. Die folgende Übung, der Baum (Vriksasana), kräftigt Ihren Stand und gibt Ihnen körperliche und geistige Festigkeit.

Stellen Sie sich barfuß etwa hüftbreit hin. Fixieren Sie mit den Augen einen Punkt in der Nähe. Atmen Sie langsam aus. Verlagern Sie das Gewicht auf das rechte Bein und stellen Sie den linken Fuß auf die Innenseite des rechten Oberschenkels. Wem dies nicht möglich ist, der kann den linken Fuß auf die Innenseite des rechten Knies oder Wade stellen oder den linken Fuß auf den rechten Fußrücken. Führen Sie Ihre Hände zur Gebetshaltung vor Ihren Oberkörper. Sie können auch die Arme über den Kopf nehmen. Bleiben Sie nun für circa 10 Atemzüge in dieser Haltung.

Dann wechseln Sie und stehen auf dem linken Bein, das rechte Bein auf den linken Oberschenkel abgestellt. Die Hände führen Sie wieder zur Gebetsstellung. Bleiben Sie wiederum circa 10 Atemzüge in dieser Haltung!

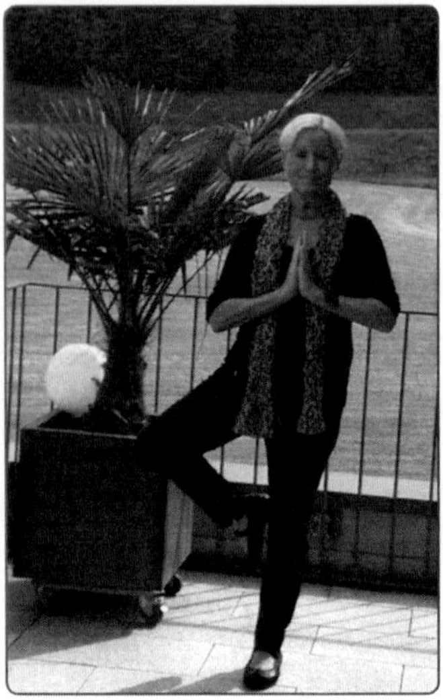

Kis Barmettler Yoga-Schule, Küssnacht a. R., Schweiz

Nachfolgende sportliche Aktivitäten können Sie nach dem Aufbau der oben genannten Übungen langsam beginnen oder, falls Sie körperlich schon fit sind, diese wieder in Ihr wöchentliches Programm aufnehmen. Es genügt eine halbe Stunde täglich. Ausdauersport ist gesundheitsfördernd, wenn er 3- bis 4-mal wöchentlich ausgeübt wird. Steigern Sie sich langsam!

Walken, joggen, Rad fahren, schwimmen etc.

Na, haben Sie etwas gefunden, was Ihnen zum Einstieg hilft und Freude macht? Tragen Sie Ihre sportlichen Aktivitäten in Ihr Tagebuch ein, mit Zeiteinheit und Ihrem Befinden davor, währenddessen und danach!

Jetzt werden Sie auch körperlich wieder fit! Der Endspurt naht, Sie haben schon wieder einen wichtigen Schritt gewagt und sind Ihrem Ziel wieder näher gekommen!

Noch 1 Tag: Aufräumen – Platz schaffen

Mach mal Platz

Haben Sie bemerkt, dass Sie bald das 14-Tage-Programm geschafft haben? Aber bevor Sie abschließen können, wird noch ganz sorgfältig ausgemistet!

Schließlich haben Sie vieles neu errungen und geordnet, aber das Alte, was unbrauchbar für Sie geworden ist, ist ja noch da. Wie soll ein Ballon in die Höhe kommen, ohne seine kleinen Sandsäcke, einen nach dem anderen, vorher abzuwerfen?

Stellen Sie sich vor, Sie sind eine Kommode mit mehreren Schubladen. Von außen ein wahres Schmuckstück, von innen auch, nur herrscht dort das Chaos. Alle Schubladen und Fächer sind gefüllt mit wertvollen Informationen und Materialien Ihres Lebens und des Unterbewusstseins. Vieles bereits Vergessene ist noch da, ganz hinten in einer Ecke. Völlig neugierig betrachten Sie das Möbelstück (also sich selbst) von außen, und nun öffnen Sie die erste Schublade, um zu sehen, was drin ist. Einiges werden Sie mit einem Da-bist-du-ja-Erlebnis entdecken, anderes werden Sie direkt in den Müll geben, und so manch anderes werden Sie erst einmal wieder wegpacken, um es ein zweites Mal in die Hand zu nehmen. Da die Kommode recht groß und schön vollgefüllt ist, reicht es Ihnen, täglich nur eine Schublade zu öffnen.

So sollten Sie es auch mit sich selbst tun. Wie bereits an den vorangegangenen Tagen alle Übungen mit einer kleinen Zeiteinheit begannen, sollten Sie auch beim Aufräumen Ihrer selbst und Ihrer Umgebung starten. Vergessen Sie in diesem Moment, dass die 14 Tage des Burn-out-Programms bald vorüber sind und Sie nicht mehr viel Zeit haben. Es würde Sie nur unnötig unter Druck setzen. Wenn Sie jeden Tag nur ein bisschen aufräumen, haben Sie in einer Woche schon ganz viel geschafft. Schließlich haben Sie tagein, tagaus neben den Alltagstätigkeiten, Ihrem sportlichen Programm, Ihren Ruhezeiten zur Entspannung et cetera schon genug zu tun, das Ihnen Spaß machen und Sie stärken soll. Somit soll das Aufräumen nicht zum Stress werden und ihren Terminkalender damit füllen!

Nehmen Sie am besten ein Blatt Papier und notieren Sie sich, wie es Ihnen gerade in den Sinn kommt, was Sie alles aufräumen und umgestalten möchten. Machen Sie eine Spalte für sich, Ihren Körper und Geist und eine Spalte für Ihre Wohnung, ihren Arbeitsplatz.

Wenn Sie damit fertig sind, machen Sie einen Prioritätenplan. Was ist am wichtigsten, was möchten Sie zuerst aufräumen. Dahinter schreiben Sie, wie viel Zeit Sie sich dafür geben möchten. Lassen Sie dann das Geschriebene eine Weile liegen und nehmen Sie es wieder zur Hand. Lesen Sie es nochmals. Sind Sie damit einverstanden, oder nicht? Falls nicht, dann ändern Sie es ab, falls ja, dürfen Sie starten.

Was so alles auf Ihrem Plan stehen könnte, das bleibt ganz alleine Ihnen vorbehalten. Es kann sein, dass es Ihnen schwerfällt, das Ganze von außen her zu betrachten. Darum können Sie weiter unten einige erprobte Aufräumaktionen lesen.

Den ersten Schritt haben Sie allerdings schon getan! Sie haben Ihr Gehirn schon aufgeräumt. Ihre Gedanken zu Papier gebracht und geordnet! Wie fühlt sich das an? Für heute könnte hier Schluss sein mit dieser Übung. Sollten Sie aber noch Lust haben, etwas in die Hand zu nehmen, dann nichts wie los. Aber übertreiben Sie es nicht, Sie haben genug Zeit!

Aufräumen können Sie Ihre Zeit oder auch Ihre Zeitnot:

Nehmen Sie sich am Vortag oder am Morgen nicht zu viel vor. Lieber etwas weniger, damit Sie noch genügend Zeit für sich selbst haben. Lassen Sie Ihren Terminkalender nicht zum Stresskalender werden.

Grübeln über Vergangenes:

Was war, das war und ist vorbei. Keine Begebenheit wird jemals wieder so sein, wie sie war. Darum bringt das Grübeln über Vergangenes nur Stress. Sie dürfen unangenehme Situationen gerne nochmals in Kürze überdenken und sich dann einen Plan machen, wie Sie solche »besser« oder anders bewältigen könnten. Erinnern Sie sich an »noch 8 Tage« in diesem Kapitel, an dem Sie Ihren Ballast der Vergangenheit in ein Boot packten? Nein? Dann lesen Sie sich dieses nochmals durch.

Überfluss an Aktivitäten:

Sie haben in den letzten Tagen etliche körperliche und geistige Übungen kennengelernt. Meditation, Yoga oder sportliche Aktivitäten, um nur einige zu nennen. Machen Sie von alldem täglich immer nur eine Übung. Damit wird der Terminkalender für Sie nicht schon wieder zu voll und unübersichtlich.

Wohnung aufräumen:

Nehmen Sie sich einzelne Schränke, Schubladen, Ecken oder Zimmer vor, in denen Sie gerne ausmisten und Großputz machen möchten. Haben Sie keine Lust oder scheuen Sie sich ein bisschen davor? Ganz einfach, laden Sie sich eine Freundin oder einen Freund dazu ein. Nehmen Sie sich auch dann nur eine Sache vor. Lassen Sie im Hintergrund Ihre Lieblingsmusik dazu spielen und belohnen Sie sich am Ende mit etwas Leckerem vom Bäcker, einem Blumenstrauß oder einem Buch, das Sie gleich darauf besorgen können. Sofern es möglich ist, erledigen Sie das zu Fuß; dann haben Sie nämlich auch schon Ihren Spaziergang getan.

Nun haben Sie aber wirklich ganz viel geleistet in den letzten Tagen! Morgen ist der letzte Tag Ihres Burn-out-Programms!

Geschafft! Letzter Tag! Visualisierung

Ich sehe was, was du nicht siehst

Wie fühlen Sie sich heute?
Freudig, erleichtert, wütend, verzweifelt, lebensfroh, enttäuscht, lustlos, erschöpft, kraftvoll …?

Heute, am letzten Tag dieses Aufbauprogramms, können Sie Ihre Gefühle Ihren Erwartungen vom ersten Tag gegenüberstellen. Was haben Sie sich von diesem 14-tägigen Aufbautraining versprochen? Decken sich Ihre Erwartungen mit Ihrem Zustand? Konnten Sie sich so einschätzen, dass Sie heute nicht enttäuscht sind?

Brauchen Sie eventuell nochmals 14 Tage zum Ausspannen?
Ein Burn-out ist so individuell wie Sie selbst. Die Symptome sind mehr oder weniger gleich, aber deren Verteilung und Gewichtung variieren genauso stark.

Darum kann es sein, dass Sie jetzt nochmals dieselbe Anzahl Tage anhängen möchten; dass Sie jetzt eventuell klarer sehen, was Sie zur Unterstützung noch brauchen könnten. Oder Sie sind gar so weit, sich eine Auszeit in Form eines Klinik- oder Kuraufenthaltes zu gönnen. Es ist gut möglich, dass Sie mehrere Tage brauchen, um nachhaltig wieder fit zu werden, zu sein und zu bleiben. 14 Tage sind je nach Schwere der Erkrankung auch nur ein Schnellspurt, aber ein wichtiger Anfang. Und den Anfang haben Sie prima gemeistert. Ab heute sehen Sie sicher klarer, schließlich haben Sie ja in den letzten Tagen ihre körperliche und geistige Wahrnehmung geübt. Sie wissen jetzt, wo Ihre Grenzen sind, und können das Geübte einsetzen, wann immer Sie es brauchen. Es soll Ihnen in Fleisch und Blut übergehen, damit ein Rückfall in den Burn-out gar nicht mehr möglich wird. In Kapitel 3 finden Sie wertvolle Tipps und Therapieformen.

Der heutige Tag soll auch die Vorbereitung auf den bevorstehenden Wiedereinstieg in Ihren Alltag oder Ihr Berufsleben sein.

Darum machen Sie heute von all Ihren bis hierher gelernten Übungen nichts! Schreiben Sie kein Tagebuch, machen Sie keine sportlichen Aktivitäten, räumen Sie nichts auf.

Dies soll ein Tag der Ruhe werden, ein Tag zum Rumlümmeln, ein Tag zum Schlafen, ein Tag, um ein wohltuendes Bad zu nehmen, ein Tag des Verwöhnens!

Heute machen Sie nur eine einzige kleine Übung, für den Abschluss, für den Neubeginn!

Heute können Sie das Gelernte des mentalen Trainings sinnvoll nutzen. Bevor Sie sich bequem hinsetzen, ziehen Sie den Stecker des Telefons, schalten Sie Ihr Handy aus, schalten Sie die Türklingel ab!

Heute sind Sie für niemanden erreichbar. Falls das nicht möglich ist, beispielsweise wegen Ihrer Kinder, dann nehmen Sie sich auf alle Fälle für 1 bis 2 Stunden das Recht heraus, für niemand anderen zur Verfügung zu stehen als für sich selbst! Sie sind wichtig!

Wenn Sie bequem sitzen, schließen Sie die Augen. Atmen Sie zuerst langsam aus, bevor Sie mit dem rhythmischen, Ihrem Tempo oder Bedürfnis entsprechenden Einatmen beginnen.

Nach etwa zehn bis zwölf Atemzügen werden Sie sich Ihrem Körper bewusst. Sie spüren Ihren Kopf, Ihre Stirn, Augen, Nase, Mund, das Kinn und die Ohren, wandern über den Hals zu den Armen rechts und links und bis zu den Händen. Spüren Ihren Oberkörper, Ihren Bauch, Ihr Geschlecht, Ihre beiden Beine und die Füße. Sie spüren Ihre Waden und Beine der Rückseite, Ihr Gesäß, Ihren Rücken, Ihren Nacken und Hinterkopf, bis Sie wieder zur Stirn gelangen.

Stellen Sie sich vor Ihrer Nase eine Rose vor, welche die Blüte noch geschlossen hat. Riechen Sie beim Einatmen an dieser wunderschönen Blume. Bei jedem Ausatmen öffnet die Rose ein kleines bisschen ihre Knospen. Beim Einatmen können Sie den immer intensiver werdenden Rosenduft wahrnehmen. Riechen Sie daran, bis die Blume Ihre Knospen vollständig geöffnet hat.

Lassen Sie nun Ihre Gedanken zu Ihrem erfolgreichen Wiedereinstieg gleiten. Stellen Sie sich vor, wie sie vital und gestärkt Ihre täglichen Arbeiten wieder aufnehmen. Wie Sie beim Staubsaugen singen oder pfeifen, wie Sie sich danach eine kleine Pause auf dem Sofa gönnen. Spielen Sie in Gedanken Ihre Abläufe durch. Machen Sie nach Ihren Tätigkeiten im Geiste immer wieder eine erholsame kleine Pause. Schließen Sie nach diesem 14-Tage-Programm Ihren ersten Tag mit dem herrlichen Duft der Rose und einer freudigen Müdigkeit gedanklich ab. Kehren Sie nun wieder ins Hier und Jetzt zurück und genießen Sie diesen Tag! Tun Sie, wenn möglich, nichts mehr!

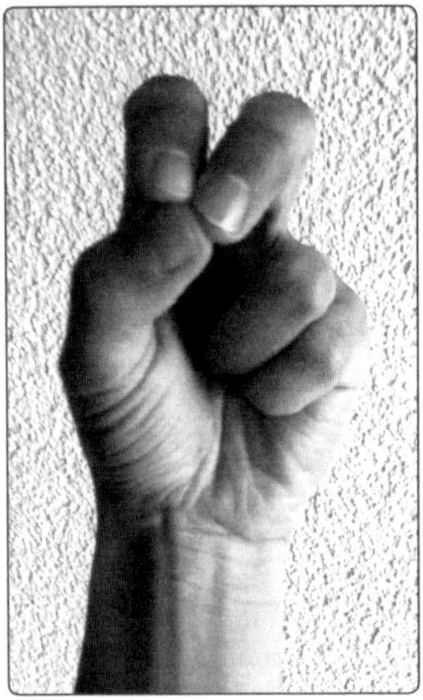

Kubera-Mudra, bei innerer Unruhe und zum Formulieren von Wünschen, täglich mehrmals

BRAVO, das haben Sie prima gemeistert. So darf es doch weitergehen?!

Sie haben die ersten, vielleicht auch wichtigsten Anfangstage zur Erholung und zum Umgestalten Ihres Alltags geschafft! Die ersten Schritte sind getan, die folgenden werden Ihnen umso leichter fallen!

Seien Sie stolz auf sich!

Therapiemöglichkeiten

Hilfe suchen – Hilfe annehmen

Im 2. Kapitel dieses Buches haben Sie gelernt, wie Sie Hilfe suchend schon Hilfe annahmen.

Dieses 14-Tage-Projekt ist in allererster Linie eine Hilfe zur Selbsthilfe! Sollte die Selbsthilfe aber nicht ausreichen und Sie Fremdhilfe in Anspruch nehmen wollen oder sogar müssen, dann bleibt es nicht aus, Hilfe zu suchen!

WO und WIE suche ich?

In der heutigen Zeit ist es einfach, nach einer Therapiemöglichkeit zu suchen. Die meisten Menschen besitzen einen Computer mit Internetanschluss. Man »googelt« einfach. Ein paar Begriffe, wie »Burn-out«, »Burn-out-Therapien« oder »-Hilfe«, und schon kommt man auf mehrere Seiten. Die Angebote sind vielfältig. Doch wie finden Sie sich zurecht, und was kommt infrage?

In den Burn-out-Foren wird viel diskutiert, und die Betroffenen schreiben auch oftmals sehr ehrlich und viel von sich, weil in den Foren eine Anonymität herrscht, die einem auch Schutz bietet. So können und müssen Sie sich durch diesen Angebotsdschungel erst mal durchschlagen.

Sie können aber auch einfach zu dem Arzt Ihres Vertrauens gehen und ihn bitten, etwas Geeignetes für Sie vorzuschlagen. Klären Sie auf alle Fälle bei Ihrer Krankenversicherung ab, was an Therapien für Sie übernommen wird und wo Sie eventuell Selbstzahler sind.

WEN oder WAS suche ich?

Vielleicht wissen Sie schon jetzt, was Ihnen guttun würde. Möchten Sie lieber in ein Kurhaus, die Kinder mitnehmen und einfach die Seele baumeln lassen, oder benötigen Sie mehr Ruhe und wollen alleine sein und unter ärztlicher Aufsicht in einer Klinik ausspannen?

Weiter unten in diesem Kapitel habe ich eine Auswahl verschiedener Hilfen und Therapieformen zusammengestellt. Von der sanften Naturheilkunde und Kuren über Medikamente bis zu Psychotherapie und Klinik.

Wichtig ist es aber, dass Sie diese Art Hilfe auch akzeptieren. Denn nun kommt eine der bestimmt schwierigsten Aufgaben auf Sie zu: das ANNEHMEN der externen Hilfe! Aber auch das ist machbar und gar nicht so schwierig.

Hilfe anzunehmen ist für einen Menschen, der in einem Burn-out steckt, oftmals gar nicht so einfach. Trotz aller Erschöpfung wird eine Hilfe anfangs nur widerstrebend angenommen: Sie erkennen wieder einmal mehr Ihre Situation und müssen sich eingestehen, dass Sie sozusagen gescheitert sind. Sie wollen sich nicht bloßstellen und zugeben, dass Sie die Grenzen überschritten haben und nun auf andere angewiesen sind.

Hilfe anzunehmen kann Ihnen helfen, aus dem Burn-out ganz herauszukommen und gar nicht mehr hineinzurutschen. Es lastet dann nicht mehr alles auf Ihren Schultern. Sie dürfen einen Teil Ihrer Lasten abgeben.

Ebenso bedeutet Hilfe annehmen, dass Sie den Kontakt zur Aussenwelt wieder suchen.

Nun heißt es: raus aus dem sozialen Rückzug!
Gemeinsam geht vieles einfacher!

Akupunktur und Akupunkturmassagen

Akupunktur

Die Akupunktur und ihre Wirkungsweise lassen sich an einem einfachen Beispiel erklären:

Stellen Sie sich vor, Sie fahren auf der Autobahn und im Radio kommt die Meldung, dass sich in circa 40 Kilometern ein Stau von etlichen Kilometern befindet. Der Radiosprecher zählt einige Möglichkeiten auf, den Stau zu umfahren, sodass Sie trotzdem an Ihr Ziel gelangen können. Je mehr Autofahrer die Umgehungsstraßen nutzen, desto schneller kann der Stau aufgelöst werden.

Der Körper besteht aus Energiebahnen (Autobahnen und Nebenstraßen). Der Stau ist das Symptom, zum Beispiel der Schmerz oder die Entzündung im Körper. Die Akupunkturnadel respektive der Akupunkturpunkt, in den die Nadel geführt wird, ist die Ausfahrt, welche den alternativen Weg (Umleitung) anzeigt oder vorgibt. Dies erklärt auch, warum die Nadel nicht unbedingt dort zum Einsatz kommt, wo das Geschehen ist, sondern sogar an einer Körperstelle, die weit davon entfernt ist.

Um Akupunktur tiefer und eingehender zu verstehen, sollte man ein Studium absolvieren, denn die chinesische Denkweise dieser Therapieform ist den meisten Menschen der westlichen Welt doch arg fremd.

Aber als Patient muss man das Ganze auch nicht immer verstehen. Es soll helfen!

Die Akupunktur gehört zu einer der frühesten dokumentierten Medizinrichtungen der Welt. Die wohl älteste Schrift »Innere Klassiker des Gelben Kaisers«, in der die Aku-Moxi-Therapie mit Beschreibung verschiedener Nadeln und Stichtechniken verzeichnet ist, stammt in etwa aus der Zeit zwischen 200 Jahre vor und nach Christus.

Akupunktur wird anhand der Lehre von Yin und Yang sowie den fünf Wandlungsphasen Holz, Feuer, Erde, Metall und Wasser aufgebaut.

Ziel dieser Therapie ist es, die Energiebahnen im Körper mittels Nadelung wieder ins Gleichgewicht zu bringen. Es werden Körper, Geist und Seele berücksichtigt.

Akupunkturmassage (APM)

Die Akupunkt(ur)massage basiert auf den Grundlagen der Akupunktur. Sie ist ebenso wie die Akupunktur ein Bestandteil der chinesischen Medizin und eine der ältesten Heilmethoden der Welt.

Bei der Akupunkt(ur)massage werden keine Nadeln zur Therapie eingesetzt, sondern ein spezielles Therapiestäbchen, mit welchem entlang der Energiebahnen gefahren wird. Vereinzelt können auch die Akupunkturpunkte selbst mittels Stäbchen gereizt und stimuliert werden.

Ohrakupunktur (Aurikulotherapie)

Diese Therapie stellt eine Sonderform der Akupunktur dar. Man findet sie in chinesischen Schriften, in Ägypten und Persien. In Europa tritt sie hauptsächlich in Frankreich auf; dort hat der französische Arzt Paul Nogier im Jahre 1950 die Ohren intensiv erforscht und deren weitreichende Bedeutung für den menschlichen Körper ertastet. Jahre später, 1956, publizierte er erstmals in einem Vortrag über diese Therapie.

Während die klassische Akupunktur und die Akupunkt(ur)massage die Grundlagen der chinesischen Medizin und Philosophie befolgen, sind die Grundlagen der Ohrakupunktur der Reflexzonentherapie untergeordnet.

Der ganze menschliche Körper spiegelt sich in der gesamten Ohrmuschel wider. So können die Punkte zum Beispiel mit einem inneren Organ verbunden und gezielt stimuliert werden.

Zudem finden wir auf den Ohren spezielle psychische Punkte wie Depression, Eifersucht, Angst/Sorge, Antiaggression, Frustration, um nur einige zu nennen. Auch in der Allergietherapie hat die Ohrakupunktur einen großen Stellenwert. In England wird sie mit Erfolg oft bei Suchtleiden eingesetzt, um die Entzugserscheinungen zu lindern.

Homöopathie

Wir steigen im Winter auf einen Berg und mühen uns regelrecht ab. Je weiter wir nach oben gelangen, desto kälter wird es, und wir werden zunehmend müder. Die Glieder tun weh, der Atem geht in einem immer schnelleren Rhythmus; oben angekommen, sind wir nur noch erschöpft!

Aber was wir zu sehen bekommen, ist wunderschön. Es tut einfach gut, die Welt einmal von einer anderen Perspektive aus zu betrachten. Den Berg empfanden wir anfangs als unbezwingbar, jetzt aber stehen wir darauf und schauen nach unten ...

Wir nehmen einen kleinen Stein, packen ihn in etwas Schnee und schubsen ihn an ...

Der Stein, Schneeball, rollt vorsichtig an und den Hang hinunter. Während er nach unten rollt, wird er immer größer. Er stößt sich anfangs an Felsen, verliert wieder etwas Schnee, poltert aber weiter und nimmt immer mehr Schnee auf. Nun ist er so groß, dass wir ihn trotz der Distanz immer noch erblicken können. Der Stein, ummantelt mit Schnee, wird auch immer schneller und immer größer ...

Es kann auch sein, dass der Schneeball liegen bleibt, dann müssen wir hinabsteigen und ihn wieder etwas anschubsen, und siehe da, er rollt wieder weiter, bis er unten am Fuße des Berges ankommt und liegen bleibt! Groß, mit viel Schnee ummantelt.

So in etwa funktioniert die sanfte Therapie der Homöopathie. Eine Art »Anschubstherapie« oder »In-Schwung-bring«-Therapie.

Die homöopathischen Mittel gibt es in verschiedenen Formen, sei es als Tabletten, Globuli oder Tropfen. Diese werden aus Mineralien, tierischen- und pflanzlichen Produkten hergestellt.

Das Herstellungsverfahren ist einfach; wichtig ist die Potenzierung. So werden Globuli und Tabletten bis zur richtigen Potenz verrieben und die Tropfen »verschüttelt«.

Was bedeutet das?
Die Arzneisubstanz wird in einzelnen Schritten mit Wasser oder auch Alkohol verschüttelt. Oftmals so häufig, bis der Ursprungsstoff nicht mehr nachweisbar ist. Es ist hier dann nur noch die Information enthalten.

Die Verschüttelungen basieren auf den Regeln des deutschen Arztes Samuel Hahnemann, welcher im Jahre 1796 die Homöopathie ins Leben rief.

Homöopathie wirkt nach dem Prinzip des Similae: similia similibus curentur« (»Ähnliches werde durch Ähnliches geheilt«)!

> *Jedes wirksame Arzneimittel erregt im menschlichen Körper eine Art von eigner Krankheit, eine desto eigentümlichere, ausgezeichnetere und heftigere Krankheit, je wirksamer die Arznei ist. Man ahme der Natur nach, welche zuweilen eine chronische Krankheit durch eine andre hinzukommende heilt, und wende in der zu heilenden (vorzüglich chronischen) Krankheit dasjenige Arzneimittel an, welches eine andre, möglichst ähnliche, künstliche Krankheit zu erregen im Stande ist, und jene wird geheilet werden; Similia similibus.*
>
> Samuel Hahnemann, 1796

Fallbeispiel: Elké (41, Therapeutin, 1 Kleinkind)

Dass die Homöopathie wirkt, war mir irgendwie klar. Ich habe ja selbst unzähligen Menschen homöopathische Mittel verschrieben und die Verläufe nach der Einnahme bis hin zur Genesung dokumentiert.

Nur, dass es wirklich wirken kann, bei einem Burn-out, der doch so tief in das Seelenleben geht, hätte ich selbst nicht gedacht.

Beim Eintritt in die Klinik boten mir die Ärzte Medikamente an, um mein Nervensystem zu beruhigen.

Das Angebot war reichhaltig und verlockend. Ich konnte auswählen zwischen Schlaftabletten und Psychopharmaka sowie Orangenblütentee. Ich entschied mich zuerst einmal für den Tee.

Er beruhigte auf eine sanfte Art, die mir guttat. Jedoch war ich nervlich so angekratzt, dass der Tee meine Blasenfunktion anregte und ich somit nicht schlafen konnte, da ich stündlich zur Toilette musste. Das empfand ich als stressig.

Mein Zustand war verheerend. Ich war so unruhig, dass ich ständig mit den Fingern auf dem Tisch trommelte und meine Beine zappelten. Ich kam nicht zur Ruhe. Ich hatte Atemprobleme und ständig Todesangst. Hinzu kam, dass ich nachts mindestens zweimal den Pyjama wechseln musste, weil ich so sehr schwitzte.

Ich rief meine Homöopathin an und bat Sie, mich zu unterstützen. Sie sollte mir ein Mittel schicken, damit ich mich wieder aufbauen konnte. Am Telefon ist es schwierig, den Patienten als Ganzes zu erfassen, da man ihn nicht sieht. Aber da meine Homöopathin mich schon lange kennt, konnte Sie mir gezielte Fragen zum jetzigen Zustand stellen.

Am darauffolgenden Tag erhielt ich Post. Meine homöopathischen Globuli waren eingetroffen; ich nahm sie sofort ein. Da es sich um eine Hochpotenz handelte, musste ich das Mittel nur einmal nehmen und abwarten, wie es wirkt. Die Homöopathie ist eine sanfte, jedoch sehr tief wirkende Arznei.

Von da an wurde ich zusehends ruhiger. Die nächtlichen Schwitzattacken hörten auf, ich trommelte immer seltener mit den Fingern, der Appetit kam zurück, und ich konnte fünf Minuten auf dem Stuhl sitzen bleiben, ohne mit den Beinen zu zappeln.

In der Klinik waren alle sehr skeptisch meinem Verhalten gegenüber eingestellt. Ich war die Einzige, die trotz Erkrankung und depressiven Verstimmungen nicht zur Tablette griff. Nach jeder Mahlzeit riefen Sie mich auf und boten mir Medikamente an; ich lehnte jedes Mal dankend ab.

Als nach einer Woche Aufenthalt die Ärzte sowie die Betreuer meine Fortschritte wahrnahmen, gestand ich meine homöopathische Einnahme. Sie sahen mich zwar ungläubig an, aber sie erkannten auch, dass ich das für mich Richtige tat.

Da ich selbst Homöopathin bin, weiß ich auch, dass es wichtig ist, sich einem gut ausgebildeten Therapeuten anzuvertrauen. Selbstmedikation bringt nicht den gewünschten Erfolg, denn Homöopathie ist eine Therapie, die ein Kopf-zu-Fuß-Schema benötigt. Aber ich empfinde es als wichtig, diese sanfte Therapiemethode hier zu erwähnen. Seither bin auch ich bis ins letzte Detail davon überzeugt, da ich es am eigenen Leib verspürt habe. Es kann helfen!

Yoga

Yoga verändert Geist und Körper.
Das Üben erzieht zu Klarheit und Genauigkeit
im Denken und Handeln und lehrt uns vor allem:
Geduld, Ausdauer, Ruhe und Bescheidenheit.
Der, der aufrichtig Yoga übt, wird sehen,
dass sich sein ganzes Leben verwandelt
und er der Herr seines Schicksals wird.

B. K. S. Iyengar

Es gibt verschiedene Arten des jahrtausendealten, aus Indien stammenden Yogas.

Hatha Yoga, Iynegar Yoga, Sivananda Yoga, Kundalini Yoga, Kriya Yoga und Power Yoga, um nur einige zu nennen, verfolgen immer das gleiche Ziel: Körper, Geist und Seele in Einklang zu bringen. Einige Yogalehren setzen ihren Schwerpunkt bei den Übungen mehr auf die körperliche Anstrengung, andere wiederum mehr auf die Meditation.

Welche Übungen Ihnen am besten zusagen, können Sie in den Yogastudios in Probelektionen selbst erfahren.

Yoga ist in erster Linie eine philosophische Lehre. Das Wort Yoga bedeutet, übersetzt aus dem Sanskrit, anspannen, anjochen oder auch zusammenbinden.

Yoga ist ein spiritueller Weg und gehört keiner bestimmten Religion an. Gegründet wurde es aus dem Hinduismus, jedoch wurde Yoga von verschiedenen philosophischen Richtungen geprägt, sodass hieraus ein überreligiöser Weg geworden ist.

Diese Art Geistesschulung hilft, über die diversen Körperübungen (Asanas) den immerzu regen Geist zu beruhigen und zu klären.

Bei uns im Westen hat sich Hatha Yoga sehr bewährt und immer mehr durchgesetzt. Die Hatha-Yoga-Übungen gehen von außen nach innen. Verbunden mit Atemübungen fließen die Asanas von der Anspannung zur Entspannung über. Somit wird der Körper bewusster wahrgenommen, was den Geist und die Seele ebenfalls bewusster und beweglicher werden lässt.

Da sich diese innere Ruhe sowohl auf der psychischen wie auch physischen Ebene positiv auswirkt, kann Yoga lindernd bei verschiedenen Leiden eingesetzt werden, etwa bei:

- Kopfschmerzen, Migräne
- Durchblutungsstörungen
- Schlafstörungen

» Stress
» Angst
» Depression
» Rückenschmerzen etc.

Die Asanas werden langsam, mit Flexibilität, Dehnung, Kraft und Muskelausdauer trainiert, was einen positiven Effekt auf den Gleichgewichtssinn hat. Durch dieses Training, verbunden mit den Atemübungen, werden Muskeln, Sehnen und Bänder durchblutet und die Lymphtätigkeit angeregt. Dadurch wird die Rückenmuskulatur gestärkt und automatisch die Körperhaltung verbessert.

Es empfiehlt sich auf alle Fälle, einen Yogalehrer zurate zu ziehen, sei es im Privatkurs oder in einer Gruppe, da die Übungen nur richtig ausgeübt auch Erfolg bringen können.

Fingeryoga – Mudras

Die Übungen des Fingeryogas, auch Mudras genannt, sind einfach und überall einsetzbar. Deren Ursprung ist nicht, wie beim herkömmlichen und allgemein bekannten Yoga, Indien oder Asien, sondern Fingeryoga kam und kommt überall in der Welt vor. In Indien aber wurden die Mudras in die Religion eingebunden.

Die Übersetzung von Mudras bedeutet Mysterium oder Siegel. Die während einer Meditation angewandten Fingerstellungen sollen bestimmte Bewusstseinszustände hervorrufen. Natürlich nur, wenn man diese, wie bei allen Übungen, regelmäßig anwendet. Der Erfolg der Mudras beruht auf den Energieflüssen, die sich in den Fingern durch Beugen, Strecken und Verbinden jeweils verändern.

Die Wirkung der Mudras ist mit dem konventionellen Yoga vergleichbar, jedoch bleiben die Ausführungen nur den Fingern und Händen vorbehalten. So kann auch jemand mit eingeschränkter Bewegungsfähigkeit, zum Beispiel durch Lähmungen, in den Genuss des Yogas kommen.

Im westlichen Kulturkreis kennen wir hauptsächlich die Hand- und Fußmassagen. Die Hände und Füße sind in Reflexzonen eingeteilt, sie widerspiegeln den ganzen Körper. So ist es mittels der Reflexzonentherapie möglich, durch spezielle Handgriffe bestimmte Linderungen am und im Körper zu erzielen.

Im östlichen Kulturkreis ist Ayurveda stark verbreitet. Hier werden die Finger nach den Elementen eingeteilt. So entspricht der Daumen dem Element Feuer, der Zeigefinger der Luft, der Mittelfinger dem Himmel, der Ringfinger der Erde sowie der kleine Finger dem Wasser.

In der chinesischen Medizin werden die Finger nach den Meridianen (Energiebahnen) eingeteilt. Der Daumen ist hier dem Lungen-Meridian (Yin und Metall) zugeordnet, der Zeigefinger dem Dickdarm-Meridian (Yang und Metall), der Mittelfinger dem Perikard-Meridian (Yin und Feuer), der Ringfinger dem Dreifach-Erwärmer-Meridian (Yang und Feuer) und der kleine Finger dem Dünndarm-Meridian (Yang und Feuer).

Ob Sie nun die Einteilung kennen und berücksichtigen wollen oder einfach nur die Übungen entsprechend ihren Symptomen einsetzen möchten, das Ziel ist und bleibt immer das Gleiche.

Die Ziele sind:

» emotionales und geistiges Gleichgewicht
» innere Ruhe und Gelassenheit
» Verbesserung der Vitalität
» Linderung der Beschwerden
» angenehmes Sozialverhalten

Mudras lassen sich spielend in den Alltag integrieren. Kleiner Aufwand mit großer Wirkung. Sie können zum Beispiel morgens im Bett ausgeübt werden, im Zug, am Arbeitsplatz, auf einem Spaziergang; einfach überall, und Sie benötigen nichts weiter als Ihre Finger.

Um Fingeryoga einmal selbst zu erfahren, können Sie folgende Übung ausprobieren:

Das Usha-Mudra zur Stärkung, einsetzbar bei Antriebsschwäche:

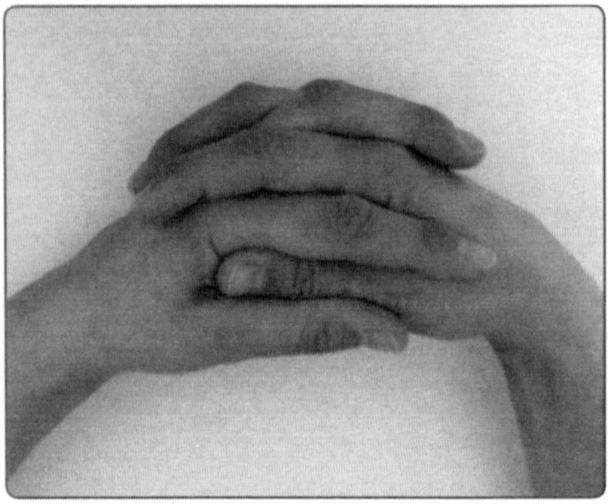

Usha-Mudra,
einmal täglich 5 bis 15 Minuten

Für die Ausübung des Fingeryogas benötigen Sie keine speziell ausgebildeten Yogalehrer. Es gibt geeignete Bücher mit Abbildungen, die Sie einfach nachmachen können.

Probieren Sie es aus!

Progressive Muskelentspannung und autogenes Training

Abbau von Stress durch progressive Muskelentspannung nach Edmund Jacobson

Seitdem immer mehr Menschen nun auch offiziell (d. h., jetzt darf darüber geredet werden) am Stress beziehungsweise dessen Symptomen erkranken, suchen sie auch vermehrt nach Entspannungstechniken. Eine ausgeglichene An- und Entspannung kann zu einer gesunden Lebensführung beitragen. Ist aber die Anspannung größer als die Entspannung, kann diese durch gezieltes Training wieder ins Gleichgewicht gebracht werden.

Wenn die Entspannung eintritt, wird nicht nur Stress abgebaut. Unser Gehirn ist dann auch fähig, den Stress zu erkennen, wenn er beginnt, und kann ihn somit auch vermeiden.

Der Psychologe Edmund Jacobsen hat im Jahre 1938 in Amerika die progressive Muskelentspannung entwickelt, aber erst in den 60er-Jahren kam diese wirkungsvolle Technik nach Deutschland und die angrenzenden Länder.

Bei der progressiven Muskelentspannung werden zunächst bewusst einzelne Muskelpartien des Körpers kurz angespannt und dann wieder entspannt. Dies geschieht in einem bestimmten Ablauf.

Die Lektionen hierzu können Sie im Liegen oder im Sitzen ausüben, mit geschlossenen oder geöffneten Augen. Deren Ablauf nimmt zwischen 30 bis 40 Minuten in Anspruch.

Wenn die progressive Muskelentspannung täglich durchgeführt wird, werden Sie schnell eine positive Reaktion auf der körperlichen, geistigen und seelischen Ebene erzielen und auch deutlich spüren. Denn bereits nach kurzer Zeit ist es möglich, von der Anspannung auf Entspannung umzuschalten.

Diese Entspannungsübungen werden häufig eingesetzt bei Angst- und

Panikstörungen, bei Schlafstörungen, Stress, Burn-out-Symptomen, Kopfschmerzen, Bluthochdruck et cetera.

Erlernen können Sie diese hilfreiche Methode entweder in Kursen oder autodidaktisch mittels Literatur oder etwa elektronischer Medien (CD).

Autogenes Training

Ein mit der progressiven Muskelentspannung verwandtes Training ist das autogene Training (kurz auch AT genannt). Der Berliner Psychiater Johannes Heinrich Schultz hat diese Übungen 1926 entwickelt und publiziert.

Diese wissenschaftlich fundierte Selbsthilfemethode ist einfach zu erlernen, jedoch empfehle ich, hierzu einen ausgebildeten AT-Trainer oder einen Kurs zu besuchen.

Beim autogenen Training werden, wie bei der progressiven Muskelentspannung, über den Körper der Geist und die Psyche beruhigt.

Autogenes Training sollte ebenfalls täglich durchgeführt werden. Mit dem Erlernten kann man dann sogar mit 1 bis 2 Minuten AT auskommen, abhängig auch von der Situation, in der man es gerade benötigt: sei es vor einer Prüfung, bei einer drohenden Panikattacke (z. B. im Supermarkt) oder einfach nur zur kurzen Entspannung am Arbeitsplatz.

Autogenes Training wird allgemein in drei Stufen eingeteilt: In der Unterstufe wird gelernt, die Schwere und die Wärme der einzelnen Körperteile zu empfinden sowie den Herzschlag und den Atem zu kontrollieren und die Stirn zu kühlen.

In der Mittelstufe werden die positiven Glaubenssätze, Leitsätze und Suggestionen mit eingebunden.

Und bei der letzten, der Oberstufe, wird innerpsychisches Erleben, wie Formen, Farben und Klang, konzentriert und besinnlich betrachtend meditiert.

Umfassend betrachtet unterstützt AT besonders die Förderung der Konzentration und hilft beim Abbau von Stress und Angst, Panik- und Schlafstörungen. Und es dient vor allem einem: der Erholung von Körper, Geist und Seele!

Progressive Muskelentspannung und autogenes Training wurden jeweils unabhängig und frei von religiösem Hintergrund ausgearbeitet. Als Basis dieser Methoden diente jeweils das rein psychische Verhalten (der Patienten), welches in ärztlicher Praxis oft zur Vorbeugung psychosomatischer Erkrankungen entwickelt und angewendet wurde.

Atem- und Empfindungsübungen

Ausatmen - Innehalten - Einatmen

Diese Reihenfolge habe ich bewusst gewählt. Aber warum? Ist es nicht logischer, zuerst einmal einzuatmen?

Während meines Burn-outs, wie auch später bei einigen meiner Klienten, erlebte ich in Stresssituationen oft, dass zunächst erst mal eingeatmet wurde und dann der Atem stillstand. Aber nicht zum eigentlichen Innehalten, zur bewussten Reflexion, sondern um den Atem regelrecht zu hamstern (wie ein Hamster sich die Backen mit Nahrungsmittel vollstopft). Nach diesem eher als Aussetzen zu bezeichnenden Stocken der Atmung wurde aber nicht ausgeatmet, sondern wiederum eingeatmet. Dies erzeugte daraufhin einen Druck in den Lungen, und der begann wehzutun. Doch dieses Hamstern des Atems kann auch Schwindel erzeugen, da das Blut mit zu viel Sauerstoff versorgt wird.

Darum zuerst einmal ausatmen = entspannen,
innehalten = beobachten,
einatmen = Leben aufnehmen!

Das Einatmen ist ein biologischer Reflex, der von ganz alleine passiert; aber das Ausatmen ist nicht nur ein rein physikalischer Prozess, es muss gelernt werden.

> *Als* ***Atem*** *(oder auch Odem genannt) bezeichnet man die Luftmenge, die bei der Tätigkeit des Atmens (Luftholens oder Atemzug) bewegt wird (Einatmen = Lunge mit Luft füllen, Ausatmen = Luft ausstoßen). Der Vorgang des Atmens heißt Atmung. Ein Mensch atmet täglich etwa 23.000-mal und bewegt dabei rund zwölfeinhalb Kubikmeter Luft.*
>
> (Wikipedia)

Aber Atmen ist mehr als das. Der Atem ist lebensnotwendig. Er versorgt uns mit Sauerstoff, der die Lebensenergie liefert, und stößt Verbrauchtes wieder aus. Dies geschieht sowohl auf physischer wie auch auf psychischer Ebene.

Die Atmung spielt, um nur einiges zu nennen, auch eine zentrale Rolle beim Sport, beim Yoga, beim autogenen Training, der Meditation, der progressiven Muskelentspannung und so weiter. Sie unterstützt die Suche und hilft auf dem Weg nach der inneren Ruhe, dem geistig-seelischen Gleichgewicht. Eine bewusste Atmung lässt einen »in sich hineinhören«. Sie kann helfen bei Stress, Kopfschmerzen, Schlafschwierigkeiten, Burn-out, Schwindel, körperlichen Schmerzen et cetera.

Wer richtig atmet, auf die jeweilige Situation abgestimmt, wird dadurch auch gleichzeitig seine Empfindungen auf körperlich-geistiger Ebene weiter sensibilisieren. Dann sind Floskeln wie »es raubt mir den Atem«, »da bleibt mir die Luft weg« nicht einfach nur Phrasen, sondern sie gewinnen an Bedeutung und können bewusst beatmet oder auch weggeatmet werden.

Es gibt verschiedene Atemschulungen, die jedoch viel zu komplex sind, um hier darauf näher einzugehen, da sie selbst ganze Bücher füllen.

Als Beispiel seien nur folgende genannt: die Middendorf-Methode, die Klara-Wolf-Methode oder die Atem- und Empfindungsübungen nach Margrit Schneider vom Kurhaus Sunnehus in Wildhaus (SG, Schweiz).

Ich empfehle Ihnen, die Atemübungen mit einer dafür ausgebildeten Therapeutin, allein oder in einem (Gruppen-)Kurs zu erlernen.

Was Ihnen sonst noch helfen könnte

Fallbeispiel »Klinikeintritt«:
Esther (28, Lehrerin, alleinerziehend, 2 Kinder)

Wie durch eine dichte Nebelwand, eingehüllt in Watte, die Ohren zugeklebt, stieg ich aus dem Auto. Jede Bewegung erfolgte mechanisch, keine Funktion von mir gesteuert …

Neben mir liefen meine beiden Jungs und trugen meine Tasche. Vor mir meine Freundin, die mir den Weg in die Klinik ebnete …

Obwohl ich die Entscheidung, vorübergehend in die Klinik zu gehen, um abzuschalten, selbst getroffen hatte, wäre ich beim Empfang am liebsten wieder davongelaufen. Plötzlich wanderten mir Bilder von einst gelesenen Romanen durch den Kopf: »Was passiert, wenn sie mich behalten, für unmündig erklären und mich in der Zwangsjacke abtransportieren?« Vor meinem geistigen Auge spielten sich die reinsten Horrorszenarien ab. Nach außen aber wirkte ich ganz ruhig.

Nach der Begrüßung kam der leitende Arzt und führte mich auf meine Station. Zuvor verabschiedete ich mich unter Tränen von meiner Rasselbande und meiner Freundin … Es war für mich schlimm, sie zurückzulassen.

Auf der Station angekommen, durfte ich zunächst in einem kleinen Zimmer zum Erstgespräch Platz nehmen. Ich weiß gar nicht mehr, was sie mich alles fragten, es lief einfach ab. Ich war geistig nicht anwesend. Nur eines weiß ich noch ganz genau: Sie wollten wissen, ob ich suizidgefährdet war.

Da ich das nicht war, sondern »nur« ausgebrannt und meine Ruhe haben wollte, bekam ich ein Zimmer in der Abteilung zugeteilt, in der man etwas freier war. Da war ich froh, dass ich nicht, wie in meinen Romanen, in die geschlossene Abteilung musste.

Nach der Besprechung wurde mir eine Therapeutin zugewiesen, die mir auch gleich mein Zimmer und den Rest der Abteilung zeigte. Im Zimmer angekommen, es waren jeweils Zweibettzimmer, setzte ich mich an den Tisch und las als Erstes die Hausordnung und den Speiseplan durch.

Ich bekam noch eine Kleinigkeit zu essen, danach packte ich meine Tasche aus und legte mich ins Bett. Etwas später kam meine Zimmernachbarin, wir stellten einander kurz vor. Da ich mit niemandem reden wollte, setzte ich Kopfhörer auf und ließ mich von der Musik meines MP 3-Players berieseln.

Richtig mitbekommen habe ich zunächst gar nichts, ich wusste sogar den Namen meiner Zimmernachbarin nicht mehr. Ich hatte plötzlich Angst und wollte alleine sein, dann wollte ich wieder nach Hause. Ich fragte mich, was ich hier denn überhaupt solle, zu Hause könnte ich doch einfach Ferien machen und mich erholen …

Ich ging zu meiner Betreuerin und bat um eine Schlaftablette. Aber ich fand keinen Schlaf … wie würde es nun weitergehen?

Die erste Nacht war unruhig, meine Zimmernachbarin schnarchte, der Nachtdiensthabende kam alle paar Stunden ins Zimmer, um zu sehen, ob wir schliefen und alles so weit in Ordnung wäre. Ich hatte Angst vor dem, was in den nächsten Tagen noch alles auf mich zukommen würde …

Klinikaufenthalt

Die meisten Kliniken setzen auf psychiatrische und psychosomatische Therapien. Da in den letzten Jahren aber die Nachfrage der Burn-out-Patienten anstieg, gibt es nun auch in diesen Kliniken dafür bestimmte Abteilungen.

Einen Klinikaufenthalt wählen Sie meistens, wenn Sie gar nicht mehr können oder Ihnen die ambulanten Therapien nicht den gewünschten Erfolg brachten. Er sollte Ihnen helfen, aus Ihrem Teufelskreis wieder herauszufinden.

In einer Klinik können Sie neben der ärztlichen Betreuung auch das Angebot nutzen, körperlich wieder fit zu werden. Wer dort den Weg über Medikamente wählt, ist gut aufgehoben, da rund um die Uhr ein Ärzteteam anwesend ist. Dieses gibt einem Halt, bis die Medikamente richtig eingestellt sind.

Ferner sind Sie unter Gleichgesinnten und sehen auch andere psychische Erkrankungen, die Ihnen aufzeigen, dass ein Burn-out nicht gleich eine Depression ist.

In Einzel- wie auch in Gruppensitzungen werden Alltagsprobleme besprochen und Wege aus der Krankheit aufgezeigt.

Informieren Sie sich, ob Sie ein Einzelzimmer haben können oder ob nur Zimmer mit Doppelbelegung vorhanden sind. Gerade beim Burn-out zeigt es sich immer wieder, wie wichtig ein ungestörter Schlaf ist.

Wichtig sind auch die Angebote sowohl der Psychotherapie als auch der physischen Therapien, wie Atemübungen, Massagen, Meditation, Musik- und Gesprächstherapie, Orte der Stille und so weiter.

Und zum Schluss noch einige wichtige Tipps:
Wie sieht ein Tagesablauf respektive ein Wochenplan aus?
Wie werden die Behandlungen/Therapien durchgeführt?
Ist der für Sie zuständige Psychiater oder Therapeut auch nach dem Aufenthalt noch für Sie da?

Werden Ihnen nebst schulmedizinischen Medikamenten auch naturheilkundliche angeboten?

Ein Klinikaufenthalt soll unbedingt Sinn haben und Sie gezielt aus Ihrem Burn-out herausziehen, sodass Sie danach wieder fähig sind, Ihr Leben in den Griff zu bekommen, ohne Rückfall!

Fallbeispiel »Klinikalltag«: Louise (35, Hausfrau, 3 Kinder)

Es ist wieder Montag ...

Das Frühstück beginnt hier in der Klinik immer um 7:15 Uhr und endet spätestens um 8:00 Uhr. Denn jeden Morgen Punkt 8:00 Uhr treffen sich alle Patienten im Stuhlkreis und besprechen den Tagesablauf. Wer nicht anwesend ist, wird geholt; wenn es sein muss, trabt diese(r) dann sogar im Schlafanzug an.

In der ersten Woche war diese Art Ritual okay für mich. Ich dachte, es tut sicher gut, gemeinsam in die neue Woche zu starten. Jedoch schon in der zweiten Woche nervte mich dieser Stundenplan bis aufs Äußerste.

Ich wollte meine Ruhe haben und mich nicht durch den morgendlichen Appell stressen lassen. Schließlich kam ich hierher, weil ich mich nach Ruhe gesehnt hatte und um dem anstrengenden hektischen Alltag von zu Hause zu entfliehen.

Einige Patienten waren übers Wochenende zu Hause und hatten sichtlich Mühe, sich hier wieder einzufinden. Ich war nur am Samstag bei meinen Liebsten, aber der Abschied war so grässlich und tat so weh. Ich hatte dann den ganzen Sonntag über nur noch geweint. Das einzig Gute war, dass ich sah, dass sie zu Hause klarkamen und sich mit der Situation, dass ich krank und abwesend war, gut arrangieren konnten.

Wir saßen also im Stuhlkreis und jeder durfte (musste) seinen Namen nennen, dann erzählen, wie er geschlafen hatte, was heute auf dem Stundenplan stand und wie es einem so ging.

Als die Runde fertig war, durften wir aufstehen, es erklang Musik, und wir machten 5 Minuten Gymnastik, bei der immer einer der Patienten »Vortänzer« war.

Danach ging es zurück auf die Zimmer zum Bettenmachen et cetera, und bereits um halb neun begannen die jeweiligen Therapien.

Ich hatte von Montag bis Mittwoch Kunst und Ausdruck bis halb elf, danach frei bis zwölf. Dann gab's Mittagessen. Das war für mich mit das Schlimmste an der Gemeinschaft. Es wurde befohlen, dass wir mindestens bis 12:15 Uhr gemeinsam am Tisch zu sitzen hatten.

In unserer Abteilung waren Patienten mit Schizophrenie, Psychosen, Depressionen und leider nur zwei Burn-outler! Ich fühlte mich nicht so wohl hier, da ich nicht unter meinesgleichen war. Ich hätte mir gern jemanden gewünscht, mit dem ich mich hätte austauschen können.

Eine Patientin hatte überhaupt keinen Anstand und schlürfte dermaßen laut die Suppe, schmatzte und rülpste. Es war provokativ, und wenn es ging, vermied ich es, bei ihr sitzen zu müssen. Kam ich etwas spät zum Essen, war meistens nur noch neben ihr Platz. Das Essen selbst war lecker und ich genoss die gute Küche.

Nach dem Essen gingen wir auf unsere Zimmer. Da ich es mit einer Frau teilen musste, nahm ich mir meistens meine Kopfhörer und ließ mich von schöner Musik berieseln, während ich meinen Mittagschlaf hielt. Aber Punkt 14:00 Uhr wurde man wieder aus dem Zimmer geholt, wenn man sich nicht an der Rezeption einfand, denn nun ging's los zum Gruppenspaziergang. Obwohl ich es hasste, laufen zu müssen, muss ich zugeben, dass gerade dieser Spaziergang für mich einfach nur gut war. Ich bekam frische Luft, sah mal wieder die Schönheit der Natur und genoss die wenigen Sonnenstrahlen im Winter. Der absolute Höhepunkt des Spazierganges aber war der Einkaufsladen auf der zweiten Weghälfte. Da durften wir rein und uns mit allerlei Leckereien eindecken.

Nach dem Spaziergang war wieder Behandlung angesagt: Ich durfte zur Musiktherapie. Das liebte ich besonders. Manchmal war es nur Einzeltherapie, manchmal in der Gruppe. Ich durfte das Instrument zur Hand nehmen, das mir gefiel. Dabei ging es auch nicht darum, ob ich es spielen konnte oder nicht. Einfach mal die Gefühle rauslassen und ausprobieren. Das hat mir immer Spaß gemacht, und durch diese tolle Therapie entdeckte ich die Liebe zum Klavierspielen neu.

Na ja, und dann war auch schon wieder Pause und Warten aufs Abendessen.

Nach dem Abendessen hatten wir freie Zeit zur Verfügung! Wir durften auch fernsehen. Einige rannten zum Fernseher, um ihre Lieblingssendungen zu sehen, andere kamen später hinzu und strickten. Ich saß oft einfach nur da und genoss den Frieden.

Gegen 21:00 Uhr ging ich dann ins Bett und schlief sofort ein.

Insgesamt war ich drei Wochen in der Klinik. Jeden Samstag bin ich nach Hause zur Familie; das war aber immer schwierig, weil auf beiden Seiten keiner recht wusste, wie er dem anderen begegnen sollte.

Der Klinikaufenthalt brachte mir nicht das Gewünschte, da ich keine Medikamente benötigte. Da es keine Einzelzimmer gab, hatte ich auch nicht die Ruhe, die ich wirklich am meisten herbeigesehnt hatte. Jedoch war es ein guter Start, um dem Burn-out zu entfliehen, da ich auch medizinisch abgeklärt wurde und immer eine Betreuerin zur Stelle war, wenn ich sie benötigte. Heute würde ich für einen Klinikaufenthalt eine wesentlich kürzere Zeit wählen und mich schnellstmöglich in eine Kur überweisen lassen, denn dort konnte ich ungezwungener regenerieren und zu mir finden.

Psychopharmaka

Die unerwünschten Begleiterscheinungen bei einem Burn-out sind je nach Ausmaß so verheerend, dass eine Starthilfe ins sogenannte normale Leben ohne Medikamente kaum möglich ist.

Schlafmittel:

Diese Medikamente, welche ihre Basis oftmals auf Barbituraten haben, sollten Sie wirklich nicht zur Dauereinnahme verwenden. Kein Schlafmittel vermag den natürlichen Schlaf zu erzeugen, was wiederum zu einem Schlafmangel führt, da die Tiefschlafphase beim Barbiturat nicht erreicht wird.

Schlafmittel werden im Körper relativ langsam abgebaut; deshalb wirken diese auch am nächsten Tag noch und Sie fühlen sich müde und benommen. Zum Vergleich: Bei einem jungen Menschen (ca. 20 Jahre) baut sich das Barbiturat nach rund sechs Stunden im Körper ab; bei einem älteren Menschen (ca. 50 Jahre alt) ist es auch noch nach 48 Stunden nachweisbar.

Die Nebenwirkungen machen, wie bei allen chemischen Medikamenten, auch bei den Schlafmitteln keinen Halt. Diese reichen von psychischer und körperlicher Abhängigkeit bis hin zu negativen Veränderungen des Schlafes, Stoffwechselstörungen und Schädigungen der Organe.

Um kurzfristig ein Schafmittel einzunehmen, das Ihnen als Starthilfe dient, müssen Sie sich wegen der Nebenwirkungen keine Gedanken machen. Sprechen Sie aber auf alle Fälle mit Ihrem Arzt darüber, der Ihnen die richtige Dosierung verordnen kann.

Antidepressiva:

Die meisten Antidepressiva basieren auf dem Prinzip des Serotonin-Wiederaufnahmehemmers. Serotonin und Noradrenalin sind so genannte Botenstoffe (Neurotransmitter), welche die Reize, das heißt die Informationen von einer Nervenzelle zur anderen, führen.

Man nimmt an, dass während einer Depression der Hirnstoffwechsel gestört ist und diese Botenstoffe nicht mehr im Gleichgewicht sind. Dadurch kann der Kopf nicht mehr abschalten, und darum gerät auch das Gefühls- und Gedankenleben außer Kontrolle.

Antidepressiva greifen nun in diesen Hirnstoffwechsel ein und sorgen dafür, dass die Botenstoffe Serotonin und Noradrenalin länger an ihren Wirkungsorten, also den Nervenzellen, zur Verfügung stehen und den Rücklauf in ihre Speicher unterbinden. Somit blockieren sie den Abbau und hemmen die Ausschüttung aus dem Speicher. Dadurch leidet der Körper unter einer permanenten Reizüberflutung.

Oftmals werden Antidepressiva auch bei Angst- und Panikstörungen eingesetzt, da sie auch eine angstlösende Wirkung haben.

Die Einnahme dieser Antidepressiva sollte in den ersten zwei bis drei Wochen unbedingt unter ärztlicher Aufsicht, wenn nicht sogar in der Klinik, erfolgen. Denn besonders in dieser Zeit können sehr unangenehme Nebenwirkungen auftreten, die unter Umständen sogar den Gemütszustand verschlimmern. Dies kann sich zum Beispiel in inneren Anspannungen, Übelkeit und verstärkten depressiven Verstimmungen äußern. Die Dosierung sollte daher immer ganz gering beginnen und erst allmählich gesteigert werden.

Da die Ursachen einer Depression noch nicht restlos geklärt sind, sollte die Einnahme eines solchen Medikamentes gut durchdacht werden. Eine depressive Verstimmung bei einem Burn-out ist nicht gleich mit einer Depression gleichzusetzen.

Beruhigungsmittel:

Eine andere Form der Psychopharmaka sind die Beruhigungsmittel aus der Gruppe der Benzodiazepine.

Sie wirken entspannend, angstlösend und geben Ihnen das Gefühl, vom Stress regelrecht abgeschirmt zu sein.

Dies kann zur Folge haben, dass Sie sich mit Ihren Problemen nicht mehr auseinandersetzen wollen, da sie wie weggeblasen scheinen. Sie bleiben aber immer noch vorhanden, nur in betäubter Form.

Die Benzodiazepine wirken von Anfang an, verlieren aber bereits nach einigen Wochen ihre Wirkung, was zur Folge hat, dass Sie deren Dosis steigern müssen. Dies führt aber nach relativ kurzer Zeit zur Abhängigkeit von diesem Medikament.

Da während der Einnahme die Symptome des Angespanntseins, der Angst- und Panikattacken sowie der Stress wie ausgelöscht und verschwunden scheinen, können nach deren Absetzen die Anzeichen in verstärkter Form wieder auftreten. Dies kann sich, um nur einige zu nennen, in Herzrasen, Schweißausbrüchen, Übelkeit und Schlafstörungen äußern. Diese Symptome kommen einer Panikstörung gleich. Darum ist es auch hier wieder wichtig, dass die Einnahme unter strenger ärztlicher Kontrolle erfolgt.

Beta-Blocker:

Beta-Blocker (oder auch Betarezeptoren-Blocker) dienen, ebenso wie die Antidepressiva, der Hemmung der Botenstoffe. Jedoch sind Beta-Blocker in erster Linie Medikamente für Herz-Kreislauf-Patienten.

Betablocker wirken dem Herzrasen, Schwitzen, Zittern et cetera entgegen, aber eben auch hier nur auf der körperlichen Ebene. Weshalb nach deren Absetzen diese Symptome, wie bei allen Psychopharmaka, wieder in verstärkter Form auftreten können. Viele Ärzte verschreiben aber diese Beta-Blocker häufig nur, um genau diese Symptome zu lindern.

Eine geeignete Psychotherapie ersetzen sie ebenfalls nicht.

Pflanzliche Mittel und Ergänzungstherapien

Wer diese Form der Medikation wählt, muss wissen, dass diese etwas länger benötigt, um ihre volle Wirkung zu erzielen.

Der Vorteil ist, dass Sie sich während der Einnahme pflanzlicher Präparate nicht betäubt fühlen und den wirklichen Ursprung des Leidens mittels Psychotherapie anpacken können.

Die pflanzlichen Präparate sollten in der Regel auch keine Abhängigkeit hervorrufen. Dennoch gilt es auch hier, sich genauestens darüber zu informieren.

Kava Kava:

Im europäischen Raum ist Kava Kava teilweise verboten, da es, vor allem in hohen Dosen, die Leber schädigen kann. Die Wirksamkeit bei Angst- und Panikstörungen wurde aber bestätigt. Eine Einnahme über längere Zeit kann nicht empfohlen werden.

Pestwurz:

Die Wurzeln vom Pestwurz haben eine krampflösende Wirkung. Er wird oft eingesetzt bei ableitenden Harnwegen und Steinleiden sowie bei Verstopfungen des Darmtraktes.

Der Pestwurz ist oftmals in pflanzlichen Kombipräparaten enthalten. Er kann auch Leber schädigend sein und ist in der Schwangerschaft kontraindiziert. Deshalb ist eine Einnahme über längere Zeit ebenfalls nicht zu empfehlen.

Johanniskraut, auch Hypericum genannt:

Ein Kraut, das die Stimmung aufhellen kann. Gut einsetzbar bei leichten bis mittleren Depressionen sowie depressiven Verstimmungen beim Burn-out. Johanniskraut und dessen Präparate hemmen die Wiederaufnahme von Serotonin, Noradrenalin und Dopamin, GABA und

Glutamat. Gleichzeitig wird die Sekretion von GABA (Neurotransmitter), Aspartat und Glutamat gesteigert.

Johanniskraut kann mit anderen Medikamenten, auch der Pille, verschiedene Reaktionen hervorrufen, deshalb ist eine Absprache mit Ihrem Arzt wichtig.

Baldrian:

Als Beruhigungs- und Schlafmittel bekannt.

Baldrian bewirkt eine erhöhte GABA-Ausschüttung und eine gleichzeitige Hemmung der Wiederaufnahme. Dies bewirkt eine Dämpfung von Anspannungen und Ängsten. Baldrian wirkt ebenso auf das Adenosin (ein Schlaf fördernder Wirkstoff, welcher tagsüber im Gehirn angereichert und nachts wieder abgebaut wird).

Im Gegensatz zu chemischen Schlafmitteln hat Baldrian am Morgen keinen Nebeneffekt, das heißt, Sie sind nicht müde und schlapp. Allgemein kann es dennoch gelegentlich zu Nebenerscheinungen wie Kopfschmerzen und/oder Übelkeit kommen.

Orangenblüten:

Bekannt in Form von Tee. Orangenblüten sollen einen beruhigenden und Schlaf fördernden Einfluss haben. Wissenschaftlich ist dies zwar nicht bewiesen, jedoch berichten Patienten immer wieder von dessen angenehmer Wirkung am Abend vor dem Schlafen.

Hopfen:

Ein Beruhigungsmittel, das Unruhe, Spannungszuständen, nervösen Schlafstörungen und Ängsten entgegenwirkt.

Seine Wirksamkeit konnte zwar nachgewiesen, die dafür verantwortlichen Inhaltsstoffe jedoch noch nicht genau definiert werden.

Hopfen wird oft in Präparaten zusammen mit Melisse und Baldrian kombiniert, welche seine positiven Eigenschaften nochmals hervorheben.

Passionsblumenkraut:

Dieses Kraut soll gegen psychosomatische Störungen, nervöse Unruhe und Anspannung, Ängste sowie Schlafstörungen helfen. Die Wirksamkeit ist noch nicht erwiesen, jedoch von Patienten bestätigt.

Melisse:

Melisse soll in erster Linie eine beruhigende Funktion haben. Vor allem bei nervösen Einschlaf- sowie Durchschlafstörungen. Ferner wird Melisse gerne zur Appetitanregung eingenommen, wobei auch die psychosomatischen Beschwerden von Herz und Magen-Darm-Trakt gelindert werden sollen.

Rosenwurz (Rhodiola rosea):

Der Extrakt dieser Pflanze, welche in Russland sehr bekannt ist, unterstützt das Gedächtnis und die Konzentration. Weiter hilft es, in Stresssituationen ausgeglichen und leistungsfähig zu bleiben.

Mykotherapie - Vitalpilze:

Pilze enthalten in großer Menge lebenswichtige Biovitalstoffe, das heißt Vitamine, Mineralien und Aminosäuren. Die Wirkung der Pilzextrakte oder des Pilzpulvers basiert auf der Selbstaktivierung und Ankurbelung des Stoffwechsels im menschlichen Organismus:

- **Cordyceps sinensis:** Der chinesische Raupenpilz kommt ursprünglich aus dem tibetischen Hochland, soll Leistungsfähigkeit und Ausdauer steigern, das Immunsystem stärken und stimmungsaufhellend wirken! Die Einnahme dieses Fitmachers sollte tagsüber stattfinden und nicht am Abend, da es den Schlaf beeinträchtigen könnte.
- **Hericium erinaceus:** Der Igelstachelbart ist weltweit verbreitet, kann bei Ängsten, innerer Unruhe und Schlafstörungen

eingesetzt werden. Ebenso wirkt dieser Pilz bei Magen-Darm-Problemen, Nervenerkrankungen und bei der Prävention von Tumorerkrankungen.

» Neben der Einnahme von Präparaten dienen diverse Therapiearten zur Ergänzung: Shiatsu, Akupunktur, Akupunkturmassage, Atemtherapie, Musiktherapie, Yoga und Finger-Yoga, autogenes Training, progressive Muskelentspannung, Massagen allgemein, ayurvedische Massagen, Fußreflexzonentherapie et cetera.

Kuraufenthalt

Wer die Fähigkeit verloren hat, sich zu erholen, der ist in einem Kurhaus bestens aufgehoben. Denn gerade dort kann man dieses wieder lernen und wird dabei von gut ausgebildeten Therapeuten und Ärzten rund um die Uhr betreut.

Der wesentliche Vorteil gegenüber einem Klinikaufenthalt besteht darin, dass Sie keinen festen Stundenplan bekommen, bei dem Ihnen etliche Therapien verordnet werden.

Es gibt immer mehr Kurhäuser, die sich auf Burn-out-Patienten spezialisiert haben. Falls Sie keine Betreuung für Ihre Kinder finden, sollten Sie nach einer betreuten, sogenannten »Mutter-Kind-Kur« Ausschau halten.

Bei der Auswahl eines für Sie geeigneten Kurplatzes kann Ihnen sicher Ihr Arzt oder Therapeut helfen. Ausschlaggebend ist immer der Schwerpunkt und Grad der Erkrankung. Neben einer gründlichen Anamnese bei Eintritt in die Kur erhalten Sie die Angebote aus dem entsprechenden Programm und können sich sicher auch im Wellnessbereich, sofern vorhanden, erholen.

Ayurveda-Kuren:

Bei diesen Kuren spielen die speziellen ayurvedischen Massagen mit ihren besonderen Ölen, warm oder kalt, pur oder mit Kräutern angereichert, eine große Rolle.

Oftmals werden auch reinigende und nährende Einläufe angeboten sowie traditionelle ayurvedische Psychotherapie. Auch hier gibt es Entspannungsmethoden, wie zum Beispiel das traditionelle Yoga. Einen Schwerpunkt bildet auch die spezielle Ernährung, um den Körper sanft zu entschlacken und langsam wieder aufzubauen.

Psychosomatische Kuren:

Bei diesen Kuren wird in erster Linie viel analysiert, zum Beispiel das Thema: »Wie kam es, dass ich in einen Burn-out rutschte?«

Sie werden sensibilisiert, die Signale ihres Körpers wahrzunehmen, um in Stresssituationen darauf richtig eingehen zu können.

Dazu kommen geistig-körperliche Entspannungsübungen, wie etwa Meditation, autogenes Training, progressive Muskelentspannung, etwas Sport. Diese sind von Klinik zu Klinik unterschiedlich.

Es werden aber auch diverse Massagen angeboten, wie zum Beispiel Fußreflexzonenmassage, Akupunkturmassage oder klassische Massage.

Deshalb ist es sehr wichtig, sich vorab gründlich zu erkundigen, welche Art von Therapie für Sie am geeignetsten wäre, damit Sie gestärkt und vor allem erholt aus der Kur kommen.

Fallbeispiel »Kuraufenthalt«: Theresa (38, Kleinkinderzieherin, 1 Kind)

Es war eine Horrornacht. Ich habe kaum geschlafen. Alles ist so neu hier, und an die fremden Geräusche im Kurhaus muss ich mich erst noch gewöhnen, genauso wie an die ungewohnte Ruhe.

In der Früh bin ich dann aufgewacht und hab die Vögel zwitschern hören: Wann hab ich dies zum letzten Mal wahrgenommen? Ich kann mich gar nicht mehr daran erinnern. Dabei ist es so herrlich, ihnen zuzuhören. Der Frühling steht vor der Tür und ich darf ihn nun in aller Ruhe und Geborgenheit hier in der Kur genießen.

Nach der morgendlichen Dusche bin ich dann hinunter in den Speisesaal gegangen und habe mich mit frischem Obst, Müsli und Tee eingedeckt. An den Tischen gab es keine feste Sitzordnung, so saß ich anfangs erst mal allein und genoss die Ruhe. Nach und nach kamen dann immer mehr Kurgäste und gesellten sich zu mir. Es war eine gemischte Runde von jung bis alt.

Nach dem reichhaltigen Frühstück bekamen wir einen Tagesplan, da wurde vermerkt, wer wann welche Therapie hat. Der Vormittag war frei oder man konnte in die Atemübungen gehen. Das tat ich dann auch, denn meine Massage und Atemtherapie war erst am Nachmittag ab 14 Uhr angesetzt.

Die Atemübungen dauerten 1 ½ Stunden, mit einer kleinen Pause dazwischen. Wir lagen auf Matten, deckten uns zu und begannen, uns mittels Atemübungen und Körperbewegungen zu spüren.

Ich war nach diesen Übungen allerdings regelrecht müde und geschlaucht. Danach lief ich ein wenig schwindelig zur Cafeteria und holte mir einen Müsliriegel, ging aufs Zimmer und legte mich ins Bett, um zu lesen.

Dann ertönte auch schon der große Gong, und es war Zeit für das Mittagessen. Da ich an diesem Tag nur für mich alleine sein wollte, bekam ich das Essen aufs Zimmer serviert. Es gab eine Spargelcremesuppe, einen gemischten Salat und Couscous mit Gemüse. Zum Dessert einen Wackelpudding mit Mandelgeschmack.

Nach dem Essen legte ich mich wieder hin, um einen kleinen Mittagsschlaf abzuhalten.

Dann ging es los zur Therapie. Ich durfte schon wieder liegen. Zuerst bekam ich eine Rücken-Nacken-Massage, danach sollte ich bei der Atemtherapie auch aktiv mitmachen. Ich weiß noch genau, dass mich diese sehr anstrengte. Ich lag zwar nur rum, aber es tat mir auch gut.

Nach der Therapie ging ich aufs Zimmer, zog mich um und ging eine Weile spazieren. Es zogen aber langsam Wolken auf, und es wurde zusehends grauer am Himmel, sodass ich wieder ins Kurhaus zurückging. Der Schlüssel für das Musikzimmer war da, und den schnappte ich mir sogleich. Das Musikzimmer war einfach super. Schalldichte Wände und alles, was das Herz begehrt: Klavier, Keyboard, Gitarre und Alphorn bis zum Schlagzeug und noch so viele andere Instrumente waren vorhanden.

Nachdem ich mich musikalisch ausgetobt hatte, bin ich auf mein Zimmer zurück. Dort bekam ich einen Leinsamenwickel für den Rücken. Dies entspannte mich sehr.

Und dann war es schon wieder Zeit zum Abendessen. Diesmal ging ich aber in den Speisesaal.

Es war ein herrliches Salatbuffet angerichtet, zudem gab es Gemüse- und Fleischlasagne.

Nach dem Essen zog ich mich aufs Zimmer zurück, bekam noch ein Fußbad und danach ging ich schon ins Bett, um etwas zu lesen.

Insgesamt war ich drei Wochen zur Kur und erholte mich dort prächtig. Es war immer eine Therapeutin für einen da. Ich konnte weinen, lachen, ernst oder fröhlich sein. Wenn ich einen Arzt brauchte, war er zur Stelle. Jeden Tag gab es Fußbäder oder Wickel, Massagen und Therapien.

Ich konnte richtig auftanken, und es war das Beste, was ich mir gönnen konnte bei meinen Erschöpfungszuständen. Ich würde dies wieder machen!

Der Wiedereinstieg

Fallbeispiel »Wiedereinstieg«:
Kerstin (32, Verkäuferin, 4 Kinder)

In meinem Kopf ratterte es, als ob eine alte Lokomotive über noch ältere Gleise dahinrollte. Taktak, taktak, taktak ... Zu viele Gedanken schwirrten umher, ich konnte sie schier nicht mehr einfangen, um sie zu bändigen. Dahinter stand eine Riesenangst. Wie geht's daheim nun weiter? Schaffe ich das Ganze wieder? Kann ich mir meine Auszeiten nehmen? Kann ich auch mal was liegen lassen? Werden meine Kinder mitmachen? Und was ist mit meinem Mann? Was mache ich mit meiner Arbeit, aufhören oder weiter arbeiten? Fragen über Fragen ... Sie waren wichtig, aber sie kamen so durcheinander. Und wenn ich diese Fragen nicht in Schach halte, werde ich auf der Stelle wieder zusammenbrechen.

So nahm ich zuerst mal ein Blatt Papier und teilte es in ein paar Spalten ein. Privates und Geschäftliches, Wichtiges und weniger Wichtiges, Pausen!

Erst dann fand ich die innere Ruhe wieder, die ich mir in der Kur erarbeitet hatte, um mich auf das Wiedersehen mit meiner Familie, meinem Daheim und meiner Arbeit als Verkäuferin vorzubereiten.

Als ich dann zu Hause ankam, war alles halb so wild. Es lief bei uns vom ersten Moment an rund, denn mein Mann und die Kinder waren bestens vorbereitet. Sie hatten eine Familienhelferin organisiert, die in der ersten Woche täglich und in den darauffolgenden sechs Wochen jeden zweiten Tag kam, um mir unter die Arme zu greifen. Sie kaufte ein, sie kochte und machte vor allem die Wäsche. So hatte ich genug Zeit, zum Yoga zu gehen oder einfach nur mal Zeitung zu lesen.

Mein Mann und ich arbeiteten einen Finanzplan aus und stellten fest, dass ich nicht unbedingt arbeiten müsste, denn mit vier Kindern hat man schließlich mehr als genug zu tun. Meine Bedenken waren nur, was ich in Zukunft machen sollte, wenn meine Kinder aus dem Haus sein würden. Ob es mir dann zu Hause nicht langweilig werden würde oder ich den Einstieg ins Berufsleben überhaupt noch schaffte … Ich nahm das Risiko auf mich, und nach Absprache mit meiner Chefin verkürzte ich das Arbeitspensum. So konnte ich mit einem Bein in der Arbeitswelt bleiben. Mit nur einem Arbeitstag in der Woche werde ich auch den Pflichten des Haushalts und als Mutter nachgehen können, ohne in Stress zu geraten.

Als uns die Familienhelferin wieder verließ, stand ich zunächst alleine da, und alles schwankte um mich herum. Bereits am ersten Tag hatte ich wieder diese innere Unruhe und Angst, nicht alles schaffen zu können. Diese ganze Wäsche von vier Kindern, die verschiedenen Stundenpläne und Freizeitaktivitäten, Lernschwierigkeiten und pubertären Phasen …

In den ersten Nächten weinte ich damals viel, aber dann setzte ich mich mit meinen Kindern und meinem Mann zusammen, und wir besprachen alles gemeinsam. Alle machten mit, und vor allem übernahmen alle den Teil ihrer Verantwortung, ihre Freizeit selbst zu organisieren. Ich hatte viel mehr Angst als nötig. Aber ich gab auch viel Verantwortung an die Kinder ab, teilte den Haushalt besser ein und gehe seither jede Woche zum Yoga und anschließend ins Dampfbad. Ich bin am Burn-out gewachsen, habe daraus gelernt und genieße seither mein Leben viel mehr. Für mich war es eine Lebenschance, die sich gelohnt hat.

Wiedereinstieg in den Alltag

»So, der Alltag hat mich wieder!« Dieser doch allzu oft benutzte Satz hat bei einem Wiedereinstieg nach langer Rekonvaleszenz so seine Tücken.

Versuchen Sie einmal, den Satz umzubauen: »So, ab jetzt hab ich den Alltag wieder!«

Klingt das nicht schon viel positiver? Sie erklären hiermit, dass **Sie** nun den Alltag bestimmen und mit welch positiver Kraft Sie ihn angehen wollen.

Der Wiedereinstieg in den Alltag oder auch in das Berufsleben ist so ziemlich das Schwierigste nach einem Burn-out. Kommt der Burn-out über Monate oder Jahre schleichend, dauert es dann bis zum Zusammenbruch nochmals etliche Zeit. Beim Wiedereinstieg brauchen Sie auch einige Zeit, bis Sie sich in der neuen Situation wieder ganz wohlfühlen.

Bei einem Zusammenbruch bestimmen Sie den Tag X nicht selbst. Jedoch beim Wiedereinstieg wird der Tag festgelegt, sei es der Austritt aus der Klinik oder der Reha. Es ist sicher ein lang herbeigesehnter Tag, aber er steht fest, und somit werden auch Ihre Gedanken sich um diesen Tag drehen.

Nach einer sonstigen Erkrankung, wie beispielsweise Grippe, hegen Sie sicher auch den Wunsch, alsbald zu gesunden, um wieder die oder der »Alte« zu sein. Also, da weiterzumachen, wo Sie aufgehört haben. Nun ziehen Sie auch schon wieder in Betracht, Liegengebliebenes so schnell wie möglich aufzuholen.

Nach einem Burn-out müssen Sie diese Denkweise umgehend vergessen.

Es drängt sich unbedingt auf, anders zu handeln, denn sonst sind Sie bald wieder an dem Punkt angelangt, an den Sie nicht mehr zurückwollen: dem Tag des Zusammenbruchs.

Seien Sie sich deshalb bewusst und halten Sie sich vor Augen, dass ab jetzt vieles nicht mehr so sein wird, wie es war. Und dies ist auch gut so.

Bei Kindern heißt es immer: Nach durchgemachter Kinderkrankheit machen sie einen Entwicklungsschub!

Sehen Sie dies bei sich doch auch so.

Sie haben nicht umsonst eine Krankheit durchgestanden! Sie werden dadurch bereichert sein und sich entwickeln.

Begleitet von Ängsten, Zweifeln und Freuden fiebern Sie diesem Tag entgegen.

Welche Ängste können das sein?

Erwartungsängste oder die Was-kommt-auf-mich-zu-Angst.

Sie fühlen sich zwischen zwei Stühlen stehen und wissen einfach noch nicht, wo Sie sich hinsetzen sollen. Auf dem grünen Stuhl steht das Gefühl der Freude. Freude, dass Sie dem Burn-out-Dschungel entkommen sind, Freude, dass Sie sich wieder tatkräftiger fühlen. Freude, dass die positive Energie wieder aufkeimt. Freude, dass Sie wieder nach Hause dürfen, falls Sie den Burn-out auswärts kuriert haben (ob bei Freunden, Verwandten, in der Klinik oder einer Reha). Sie freuen sich auf das Neue, auf den nächsten Schritt!

Auf dem blauen Stuhl steht das Gefühl der Angst. Angst, den Erwartungen nicht gerecht zu werden, die an Sie gestellt werden oder die Sie selbst an sich stellen. Angst vor den unterschiedlichen Bedürfnissen der Familienmitglieder, Berufskollegen et cetera. Angst, die Ihnen übertragenen Aufgaben nicht erfüllen zu können.

Dies und noch viel mehr, hier eventuell nicht Genanntes. Hinzu kommen dann die Selbstzweifel. Plötzlich sehen Sie sich wieder in einem dunklen Zimmer ohne Tür, Sie sehen sich wieder vor dem riesigen Berg, den Sie erklimmen sollen. Schauen Sie nicht nach oben, öffnen Sie Ihre Augen, Sie werden sehen. Sehen, dass es immer Möglichkeiten gibt, einen Ausweg oder Umweg zu finden. Sie werden auch sehen, was Sie geleistet haben, um jetzt hier wieder an Ort und Stelle zu sein, genau da, wo Sie nun stehen.

Und plötzlich sehen Sie einen anderen Stuhl, eventuell in Ihrer

Lieblingsfarbe, und vor diesem bleiben Sie nicht stehen, sondern setzen sich erst mal darauf, nehmen eine paar Atemzüge, spüren sich ein und werden sehen, dass Sie es schaffen können.

Bitte nicht rein in den Stress. Sie kommen aus einer quasi anderen Welt, von Ihrem Klinikaufenthalt oder der Reha. Falls Sie zu Hause eine Auszeit hatten und nun wieder ins Berufsleben einsteigen, kommen Sie ebenfalls von der Ruhe in die Hektik.

Lassen Sie sich auf keinen Fall einlullen, sondern halten Sie sich immer wieder vor Augen, wo Ihr und wie Ihr Zustand noch vor Kurzem war.

»Ein gebranntes Kind scheut das Feuer!« Diesen Spruch kennen Sie sicher. Er ist immer wieder nachvollziehbar, nicht nur bei Kindern. Aber wir Erwachsene und Sie selbst als Burn-outler könnten den Satz einfach anders formulieren, damit er für Sie treffender wird. Wie wäre es mit: Ein Ausgebrannter scheut den Alltag oder scheut den Stress? Wäre das hier nicht passender?

Gemeint ist, und Sie stimmen mir da sicher zu, dass Sie keine Angst vor dem Alltag und/oder Berufsalltag zu haben brauchen. Eine Prise Respekt aber würde ich Ihnen eingestehen oder auch anraten. Denn diese bewahrt Sie vor einem eventuellen Rückfall! Sie halten sich die letzten Monate, Wochen und Tage sicher noch vor Augen, und das, was Sie erlebten, gehört nun zu Ihnen. Akzeptieren Sie es, nehmen Sie einen Löffel Respekt dazu und genießen Sie dann Ihren Wiedereinstieg in den Alltag oder Beruf! Er wird Ihnen gelingen!

Wiedereinstieg in den Beruf

Nachdem Sie den Wiedereinstieg in den Alltag bereits hinter sich haben, steht nun der nächste Schritt bevor: der neue Start in den Beruf.

Diese Phase wird Ihnen wohl am schwierigsten vorkommen. Hier spielen auch Ängste eine große Rolle: Hat mich das Arbeitspensum in den Burn-out gebracht, war es der Druck vom Chef, den Kollegen? War Mobbing mit im Spiel? Waren es die Arbeitszeiten, die mir keine Atempause gönnten?

Dieser Wiedereinstieg ist und bleibt ein Neuanfang, egal, ob Sie die Arbeitsstelle mittlerweile gewechselt haben, ob Sie an die alte Stelle zurückkehren oder intern einen neuen Arbeitsplatz einnehmen.

Wie bereiten Sie sich nun auf diesen neuen Start vor?
Haben Sie Ihren Chef schon informiert, dass Ihre Erkrankung ein Burn-out war (und nicht ein Beinbruch!), oder steht Ihnen das noch bevor?

Wie reagieren wohl die anderen Mitarbeiter auf Ihre Rückkehr?
Wichtig ist es, dass Sie auch hier, wie im Alltag, achtsam sind. Achtsam gegenüber Ihren Gefühlen und Bedürfnissen. Und diese sollten Sie auch so gut es geht verwirklichen. Natürlich können Sie nicht einfach die Beine hochlegen und die Augen schließen, wenn Ihnen danach ist. Auch Arbeit verweigern oder ablehnen, weil es Ihnen zu viel wird, könnte die Gefahr mit sich bringen, den Arbeitsplatz zu verlieren.

Trotzdem ist es wichtig, dass Sie sich und Ihre Grenzen schützen. Falls Sie einen Arbeitsplatz haben, der es Ihnen nicht erlaubt, Pausen einzulegen oder etwas langsamer zu arbeiten (zumindest am Anfang), ist es wichtig, diese Pausen im privaten Umfeld vor- und nachzuholen: eventuell mit einem wöchentlichen Sauna-Aufenthalt, einer wohltuenden Massage, einem Kinoabend, einem ausgedehnten Spaziergang ... Es gibt so viele Möglichkeiten, auf die individuellen Bedürfnisse einzugehen.

Gehen Sie nach Möglichkeit zu Fuß zur Arbeit oder »verlängern« Sie Ihre Arbeitszeit, indem Sie danach noch einen kleinen Spaziergang machen, bevor Sie wieder zu Hause ankommen.

Denken Sie auch am Arbeitsplatz unbedingt an Ihre Ernährung. Ersetzen Sie den einen oder anderen Kaffee durch Tee oder Mineralwasser, essen Sie ausreichend Obst und Gemüse. Gehen Sie nicht täglich in die Kantine, Sie können ja auch etwas von zu Hause mitnehmen und dann noch einen kleinen Spaziergang machen.

Ganz wichtig ist, dass Sie sich nicht unter Druck setzen lassen. Versuchen Sie, mit Ihren Vorgesetzten und Mitarbeitern über Ihre Situation zu sprechen. Sie zu informieren, wie viel Arbeit Sie anfangs übernehmen können, ist ebenfalls sehr wichtig, damit Sie langsam darauf aufbauen können.

Meine Erfahrung hat mir gezeigt, dass es Sinn hat, über den Burnout zu reden. Es kann schließlich jeden treffen und Sie beugen etlichen Spekulationen und Unwahrheiten über Sie vor. Zum anderen ist ein Verständnis der Kollegen eher zu erwarten, als wenn sie nicht in Kenntnis gesetzt werden.

Und plötzlich kommt auch ganz unerwartet die eine oder andere helfende Hand. Und denken Sie daran, dass Sie sich am ersten geleisteten Arbeitstag auch selbst in den Arm nehmen dürfen!

Viel Glück!

Familie und Kinder

Sie sind nun bereit, langsam wieder in den Alltag einzusteigen. Aber wie sieht es mit Ihrer Familie aus? Ist diese nun auch schon so weit?

Was erwarten Sie zum Beispiel von Ihrem Mann, Ihrem Lebenspartner oder Ihrer Partnerin? Ist er oder sie über Sie informiert? Was erwartet er von Ihnen? Kann er Ihnen all die Verantwortung jetzt schon wieder übertragen oder muss auch er noch zurückstecken? Und wie geht es ihm, ist er irgendwo schon an seine Grenzen gekommen? Hat er in der Zwischenzeit auch eine Therapie begonnen?

Was machen die Kinder? Werden diese Sie vor lauter Wiedersehensfreude gleich überfallen mit allem, was so ansteht? Schule, Probleme, Freunde et cetera.

Wie gehen nun alle damit um?

Fragen über Fragen, die sich Ihnen beim Nachhausekommen stellen und die beim Wiedereinstieg keiner so schnell beantworten kann. Diese sind aber sehr wichtig, mitunter am wichtigsten.

Unterschiedliche Bedürfnisse kommen zusammen und sollten möglichst für alle zufriedenstellend unter einen Hut gebracht werden.

Wichtig ist hier das Gespräch. Sie sollten diese Dinge klären, bevor Sie wieder nach Hause gehen. Denn Sie sind nicht mehr dieselbe wie zuvor und wollen es auch sicher nicht mehr sein, denn sonst ist ein nächster Burn-out wieder vorprogrammiert. Erklären Sie Ihren Liebsten, dass Sie selbst Zeit brauchen, um sich wieder zu Hause zu fühlen, neu zu finden, um wieder ins »alte« Leben zu passen. Hier und da muss sicher auch etwas gefeilt werden.

Teilen Sie Ihrer Familie auch mit, dass es durchaus vorkommen kann, dass Sie mitunter mal schroff reagieren oder schneller mal weinen. Alles hat Platz! Und wenn Sie es nicht sagen können, besteht auch die Möglichkeit, dies in einem Brief zu schreiben!

Schaffen Sie sich im Vorfeld auch sogenannte Inseln, auf die Sie Ihre Kinder oder Ihren Mann schicken dürfen, um auftanken zu können. Und zwar so, dass dies für alle Betroffenen gilt und Nutzen bringt; auch Kindern tut ab und zu ein Abstand von zu Hause gut. Dies ist aber besonders am Anfang Ihres Wiedereinstiegs wichtig, bis alles wieder rund läuft und sich eingespielt hat.

Auch hier können Sie die Familienhilfe in Anspruch nehmen.
Familienhilfe gibt es in jeder Stadt oder in jedem Bezirk. Diese Organisation hilft Müttern und Vätern in Not beim Haushalt, bei der Kinderbetreuung, bei den Hausaufgaben et cetera. Erkundigen Sie sich rechtzeitig, damit bei Bedarf eine Familienhelferin eventuell schon am ersten Tag bei Ihnen ist.

Bei Ihrer Rückkehr mag der Haushalt unter Umständen nicht Ihrem gewohnten Bild entsprechen und Ihrer Auffassung nach aus den Fugen geraten sein. Ihre Familie hat bestimmt mit aller Sorgfalt und im

Rahmen ihrer Möglichkeiten den Haushalt »geschmissen«. Sollten Sie diesen nicht nach Ihren Bedürfnissen vorfinden oder Ihren Ansprüchen nicht genügen, dann drücken Sie ein Auge zu. Es ist wichtiger, dass alle diese Zeit ohne Sie »überlebt« haben und wohlauf sind. Sehen Sie es wie ein Geschenk an, dass es auch mal ohne Sie ging und gehen wird. Andererseits dürfen Sie schmunzeln und stolz auf sich sein, wenn Sie sehen, dass Sie als Mama doch gebraucht werden!

Sie können auch einen Plan aufstellen, bei dem jeder eine Aufgabe, ein Amt bekommt, das er zu verwalten hat. Dies kann vom Mülleimerraustragen, Wäscheaufhängen, Spülmaschineausräumen, Einkaufen bis hin zum Badezimmerputzen reichen. Sie können den Plan wöchentlich ändern, sodass jeder einmal einen Dienst übernimmt, den er nicht so gern oder eben sehr gern erledigt.

Eine kleine Verantwortung für jeden mit großem Nutzen!
Nehmen Sie alles Schritt für Schritt, geben Sie sich Zeit. Es wird wieder funktionieren, vielleicht entspannter und befreiter als zuvor.

Fallbeispiel »Austritt aus Kur und Heimreise zu Mann und Kindern«: Simone (46, Hausfrau, 2 Kinder)

Mit gemischten Gefühlen aus Angst und Freude auf meine Heimkehr packte ich meine Reisetasche.

In bereits einer Stunde sollte mein Mann mit den Kindern hier eintreffen, um mich abzuholen. Ich hatte am Tag zuvor noch einen Tisch in unserem Speisesaal reserviert, damit wir uns beim Mittagessen gemeinsam wieder etwas annähern könnten.

Tja, und nun war es auch so weit. Ich sollte aus meiner Welt, die mich in den letzten Wochen sorglos umschlungen und behütet hatte, wieder austreten und nach Hause gehen.

Ich hatte mich gut erholt und fand auch, dass es nun an der Zeit war, wieder zu gehen.

Beim gemeinsamen Essen besprachen wir nur flüchtig, wie es weitergehen sollte. Ich spürte, dass mein Mann am liebsten wieder alles auf mich übertragen hätte, da er doch ganz schön an seine Grenzen gestoßen war.

Ich entschloss mich, anfangs eine Familienhelferin zu engagieren, bis ich wieder meinen Rhythmus gefunden hatte. Mein Mann stimmte dem zu und hatte auch schon einige Tage zuvor alles arrangiert.

Zu Hause angekommen, fand ich ein Chaos vor und wäre am liebsten wieder rückwärts rausgelaufen. Wäsche lag auf einem Haufen rum, es roch nach muffiger Luft, die Küche wirkte etwas schmuddelig. Ich wusste nicht, was ich sagen sollte oder doch lieber nichts sagen sollte. So hielt ich zuerst mal den Mund.

Meine beiden Jungs, 14 und 7 Jahre, zeigten mir voller Stolz, wie schön sie ihre Zimmer aufgeräumt hatten. Dies gefiel mir und da kamen mir die Tränen. »Na also«, dachte ich, »es ging auch ohne mich!« Es tat mir gut zu sehen, dass sie mir damit eine Freude machen wollten und diese ihnen auch gelungen war.

Am Abend, als die Kinder im Bett waren, saßen mein Mann und ich noch lange zusammen und arbeiteten einen Plan für die nächsten Tage aus.

Die Familienhelferin sollte bereits am nächsten Tag kommen. Ihre Aufgaben bestanden darin, dass sie putzte, einkaufte und das Mittagessen kochte. Ich hatte nämlich morgens einen Termin bei meinem Psychologen und wäre unter Stress geraten, wenn ich das alles auch noch hätte erledigen müssen.

Der erste Tag war aber trotzdem sehr anstrengend. Ich hatte ein komisches Gefühl im Bauch, die Familienhelferin alleine im Haus zu lassen. Und ich musste mir auch klarmachen, dass ich sie nicht nur zum Kaffee einladen und das Haus selbst in Schuss halten konnte.

Nach der Therapie kam ich nach Hause, es war aufgeräumt, gelüftet und geputzt sowie eingekauft. Die Familienhelferin stand in der Küche und bereitete das Mittagessen vor. Sie machte mir einen Tee und sagte mir, ich solle mich gemütlich hinsetzen, den Tee und die Ruhe genießen.

Ich war aber alles andere als ruhig und fühlte mich auf dem Sofa fehl am Platz. Man sah mir meine Erkrankung ja nicht an, und es fiel mir echt schwer, einfach nur so dazusitzen.

Meine Unruhe wurde immer stärker, und da stand ich auf und lief zur Küche. Ich schickte die nette Frau nach Hause. Ich sagte ihr, dass ich das alles auch alleine könne und sie solle gar nicht mehr kommen. Ich dankte ihr für die geleistete Arbeit und schob sie zur Tür hinaus.

Danach ging ich in die Küche und kochte. Als meine beiden Jungs von der Schule kamen, freute ich mich sehr auf sie. Der Größere war jedoch sehr schlecht gelaunt; er kickte seine Schuhe in die Ecke, warf den

Schulranzen hin und verzog sich in sein Zimmer. Der Kleinere machte es ihm nach – und da stand ich alleine.

Zuerst kamen mir die Tränen, und danach wurde ich wütend. Ich ging zu den Jungs und schimpfte sie aus. Anschließend weinte ich nur noch.

Das Mittagessen nahmen wir schweigend zusammen ein. Danach ging es um den Abwasch. Keiner der beiden wollte sich bereit erklären, mir zu helfen. »Abwaschen ist Frauensache«, musste ich mir anhören. Nun wusste ich, was ich all die Jahre falsch gemacht hatte. Ich dachte immer, als Hausfrau müsse man zu Hause alles machen und die Familie dürfe sich von mir bedienen lassen. Dies führte schlussendlich zu meinem Zusammenbruch, da ich komplett überlastet war.

Ich rief dann sehr kleinlaut bei der Institution der Familienhelfer an und bat um Entschuldigung für mein Verhalten. Es verging keine Viertelstunde, da stand die gute Fee auch wieder auf der Matte, sehr verständnisvoll und ohne Groll.

Sie half mir an diesem Nachmittag nicht nur beim Abwasch, sie berief auch eine kleine Familienrunde ein. Hier erklärte sie bei Kaffee und Kuchen, was ein Burn-out ist, warum man es bekommen kann und wie jeder einzelne in der Familie einen kleinen Beitrag zusteuern konnte, damit ich nicht mehr überlastet wäre. Das war ein voller Erfolg! Gemeinsam stellten wir einen Plan auf; die Jungs bekamen je fünf Aufgaben übertragen, die sie alle zwei Wochen untereinander austauschen durften.

So konnte der erste Tag doch noch friedlich beendet werden.

Die Familienhelferin begleitete uns die kommenden Wochen, sodass jeder von uns seinen Platz finden konnte. Danach waren wir alle wieder auf uns selbst gestellt; doch dies ging reibungslos.

Ich bin froh, diesen Schritt gewählt zu haben.

Fehlertoleranz

> *»Fehler sind Stufen, auf denen der Kluge emporsteigt.«*
>
> (altes Sprichwort)

Wer keine Fehler macht, der lebt nicht.
Und was heißt denn *»Fehler machen«* überhaupt?

In *Wikipedia* steht folgende Definition:

> *Dem Begriff **Fehler** wird die Existenz eines Zustands oder Vorgangs zugrunde gelegt, der bezüglich seiner zu erfüllenden Aufgaben festgelegt ist. Unter einem Fehler verstand man lange Zeit die Abweichung von dieser Grundlage. Zwischenzeitlich wurde jedoch die Definition verändert. Auch das Deutsche Institut für Normung (DIN) definiert Fehler nun als einen »Merkmalswert, der die vorgegebenen Forderungen nicht erfüllt« und als »Nichterfüllung einer Anforderung«; dabei wird die Anforderung definiert als »Erfordernis oder Erwartung, das oder die festgelegt, üblicherweise vorausgesetzt oder verpflichtend ist«.*

Dies setzt aber voraus, dass Sie etwas tun. Wer nichts tut, der macht auch keine Fehler. Oder aber den Fehler, nichts zu tun.

Es ist also sinnvoll, Fehler zu machen. Sie und andere lernen aus Fehlern oftmals mehr, als wenn immer alles reibungslos verläuft.

Wenn immer alles funktioniert, wie man es sich wünscht, dann wird alles zur Selbstverständlichkeit und Routine. Dann ist das Risiko groß, dass man mit der Zeit unaufmerksam und achtlos wird.

Frauen, die vom Burn-out gefährdet sind, unterstehen oft dem selbst auferlegten Druck, perfekt sein zu wollen. Dies erlaubt keine Fehler und setzt hohe Maßstäbe, was zur Folge hat, dass der Druck schließlich so groß wird, dass es einfach mal platzen muss. Und was dann geschieht, wissen Sie selbst am besten.

Für einen erfolgreichen Wiedereinstieg nach Ihrer Erholungsphase ist es wichtig, sich immer wieder vor Augen zu halten, was das sogenannte fehlerlose Leben schlussendlich brachte: den Zusammenbruch, bei dem wirklich nichts mehr geht!

Ihr (Lebens-)Ziel ist sicher, dass es weitergehen soll, also lassen Sie auch Fehler zu. Von Ihnen und von anderen. Sie profitieren immer wieder davon.

Was nun, wenn das Ergebnis Ihres Handelns nicht genau das ist, was Sie erreichen wollten? Sagen Sie sich, dass Sie immerhin etwas getan haben, auch wenn das Resultat nicht Ihrem Wunsch entspricht.

Feilen Sie im Nachhinein daran, verbessern Sie es und machen es beim nächsten Mal anders. Beobachten Sie, was dann herauskommt.

Und geben Sie sich Zeit! Sie werden daran wachsen!

Selbstreflexion: Spieglein, Spieglein ...

Wer schaut gerne in den Spiegel?

»Ich«, ertönt es da, »wenn ich mich geschminkt und zurechtgemacht habe!«

Aha, wenn also eine Maske vor dem eigentlichen ICH steht, dann ist das Spiegelbild schön und erträglich. Warum nur haben wir immer diese Mühe, uns so anzunehmen, wie wir sind?

Und warum fällt es mir gerade bei diesem Thema so schwer, darüber zu schreiben?

Was können wir denn sehen, was uns nicht gefallen wird?

Erinnern Sie sich, als die Königin im Märchen von »Schneewittchen« vor ihrem prunkvollen Spiegel saß und die Worte murmelte: »Spieglein, Spieglein an der Wand, wer ist die Schönste im ganzen Land?«

Die oder der Schönste zu sein bedeutet, makellos, perfekt, ohne Fehler zu sein.

Und dann ertönte der große Spiegel der schönen Königin mit den Worten: »Ihr, Königin, seid die Schönste, aber Schneewittchen hinter den Bergen bei den sieben Zwergen ist tausendmal schöner als Ihr!«

Baff! Das saß und tat auch weh. Die Königin war darüber so erbost, dass es jemanden gab, der noch schöner, makelloser, fehlerfreier, ja anscheinend einfach perfekt war. Sie wurde dermaßen wütend, dass sie Mordgedanken gegen diese schöne Frau hegte!

Aber warum eigentlich? Soll es wirklich bedeuten, dass die Königin Fehler und Makel hatte, dass sie einfach nicht perfekt war? Ist es denn so schlimm, dass man bei dieser Erkenntnis sofort böse Gedanken hegen kann?

Vielleicht sollten wir uns mal darüber Gedanken machen. Was bedeutet für uns das Perfekte an uns?

Wenn perfekt sein mit Langeweile assoziiert werden würde, dann will sicher keiner mehr von uns perfekt sein.

Denken Sie einmal darüber nach, was das für Sie bedeutet. Vielleicht genügt das schon, um dem Perfektionismus zu entfliehen, welcher doch auch als eine der Ursachen und Triebfedern in die Burn-out-Falle angesehen werden kann. Diese Erkenntnis wäre grundsätzlich sehr elementar für einen vom Burn-out gefährdeten Menschen.

Somit ist es beim Wiedereinstieg ins »normale« Leben gerade jetzt von großer Bedeutung, in den Spiegel zu schauen und achtsam zu sein, egal, was wir sehen. Wir können davon nur profitieren und lernen. Lernen, um weiterzukommen, um nicht stehen zu bleiben, um Fehler nicht nochmals zu machen. Um den Burn-out endgültig auszuschalten.

Lernen Sie, Nein zu sagen

Nein, Mama, das mach ich nicht – großes Gebrüll wie bei einem trotzigen Kind!

Sind Sie auch der Typ Mensch, der es mit Freude anderen recht machen möchte? Sie übernehmen gerne auch mal deren Aufgaben oder Verantwortung und fühlen sich gut dabei, so hilfsbereit zu sein.

Es ist an sich auch eine schöne Sache, anderen eine Freude zu bereiten, zu signalisieren, dass Sie ein Freund oder eine Freundin sind, die einem auch in schwierigen Phasen unter die Arme greift. Und Sie haben in Ihrer Burn-out-Krise vielleicht selbst diese Erfahrung machen können, wie wichtig es ist und wie gut es tut, wahre Freunde um sich zu haben, die sich uneigennützig für Sie einsetzen.

Jetzt, da Sie wieder fitter sind, werden Sie auch den Wunsch verspüren, denen, die Sie gehegt und gepflegt haben, eine Freude mit Ihrer Hilfsbereitschaft zu machen. Das ist ein ganz natürlicher Drang. Denn wer ist schon gerne von anderen abhängig?

Sie dürfen auch für andere wieder da sein! ABER es ist ganz wichtig, dass Sie sich spüren lernen. Wann sind Sie am Limit? Wann ist es zu viel des Guten? Ab einem gewissen Zeitpunkt müssen Sie Nein sagen können. Dieses Nein ist sicher nicht gegen andere gerichtet, sondern ein Nein beziehungsweise ein Ja für Sie!

Falls Sie ein Nein wegen einer eventuellen Unstimmigkeit oder Disharmonie scheuen, fragen Sie sich zuerst, welcher Konflikt denn das wäre. Der des Gegenübers bei einem Nein oder Ihr innerer bei einem Ja? Was ist Ihnen wichtiger?

Anfangs wird das gar nicht so einfach sein: Sie fühlen sich stark und voller Tatendrang und übernehmen gerne wieder andere Aufgaben. Aber was, wenn Sie plötzlich merken, dass es doch (noch) nicht geht?

Dann ist es wichtig, ehrlich zu sich selbst zu sein und sich einzugestehen, dass sich das *Das-mach-ich-gerne-Ja* zu einem *Tut-mir-leid-ich-schaff-das-noch-nicht-Nein* verändert hat.

Sobald Sie selbst dieses Nein spüren, wird es zu Ihrem Nein, und Sie können es den anderen auch mitteilen, ohne sich groß erklären zu müssen.

Sie sind deshalb nicht weniger wert, was Sie unter Umständen von sich denken könnten. Sie werden deshalb trotzdem noch geliebt, denn Sie sind ja liebenswert. Und den ersten Schritt zu Ihrer Eigenliebe haben Sie getan. Ich weiß selbst, dass dies keine leichte Aufgabe sein wird. Was früher noch so gerne getan wurde und auch irgendwie immer machbar war, kann Ihnen heute zum Stolperstein werden oder gar zur Vollbremsung führen.

Ein ehrliches, lieb gemeintes und auch lieb gesagtes Nein ist ein Nein, das von allen Seiten akzeptiert wird. Ihre Freunde und Ihr Umfeld sehen Sie lieber in einem Nein-ich-kann-nicht-Feld als wieder in einem Burn-out. Und dies ist ein wichtiger Faktor, den Sie sich vor Augen führen sollten.

Sie wollen doch auch nicht mehr dahin, wo Sie waren. Keiner möchte eine unangenehme Reise in die Vergangenheit machen. Wir streben alle nach vorn in Richtung einer besseren Zukunft; mit dem Wissen, dass auch ein ständiges Ja-mach-ich-gern Sie zum Burn-out geführt hat.

Die Überschrift »Lernen Sie, Nein zu sagen« soll Ihnen zeigen, dass es ein Lernen ist und nicht schon ein Können. Lernen bedeutet, dass Sie es immer wieder üben müssen. Beim ersten Mal kommen Ihnen vielleicht die Tränen hoch, Sie fühlen sich unsicher und zweifeln an sich selbst. Sie stammeln Ihre Antwort und räuspern sich des Öfteren. Auch wenn die Antwort dann schon gesagt wurde, sind Sie traurig und mutlos.

Beim 2. Mal fühlen Sie sich vorher ein bisschen stärker, stammeln Ihr NEIN aber trotzdem noch und fühlen sich immer noch unsicher.

Beim 3. Mal geht's ohne Probleme. Beim 4. Mal stammeln Sie wieder! Kopf hoch, es wird schon.

Sie werden es lernen, nicht schon beherrschen zu müssen. Die Reaktion Ihres Gegenübers wird Ihnen auch helfen. Aber erwarten Sie nicht von jedem dieses Verständnis, denn es wird immer wieder Situationen geben, mit denen Sie nicht ganz zufrieden sind.

Und dann kommt Ihnen auch das Nein vor dem Ja. Sie können plötzlich Nein sagen und eine Sache oder Angelegenheit ablehnen und schon vorher abhaken, da Sie schon wissen, dass es Ihnen zu viel wird.

Darf ich dann gar nichts mehr annehmen? Natürlich dürfen Sie. Sie sollten sich einfach immer wieder bewusst sein, was Sie annehmen können und wo Ihre Grenzen sind. Haben Sie heute schon einiges auf dem Programm, dann hüten Sie nicht noch fremde Kinder, sondern nutzen diese Zeit für eine Pause. Es geht darum, dass Sie sich spüren lernen und Ihre Bedürfnisse erkennen, dazu stehen und dann auch umsetzen. Und dies ohne schlechtes Gewissen.

Ein klares freundliches Nein wird Sie entlasten, auch wenn Sie dies zu Beginn noch nicht spüren können. Seien Sie achtsam. Niemand wird Sie deswegen verurteilen, sondern vielleicht sogar bewundern.

Wie Sie mit einem Rückfall umgehen

Hier frage ich zuerst einmal nach: Was ist für Sie ein Rückfall, und wohin fallen Sie denn überhaupt zurück?

Ist es möglich, dass Sie zurückfallen können, nachdem Sie den Burnout überstanden haben?

Stehen Sie wieder vor einem Zusammenbruch?

Diese Fragen erscheinen mir wichtig. Sie haben den Burn-out besiegt und stehen wieder im Leben. Nun sind Sie sehr sensibel und empfänglich für die Anzeichen eines Burn-outs. Dies kann bedeuten, dass bei Ihnen die Warnzeichen schneller Alarm schlagen als zuvor.

Was vor dem Burn-out noch als »normale« Frühjahrsmüdigkeit abgetan wurde, ist heute für Sie Alarmstufe Rot, erstes Anzeichen eines drohenden Burn-outs.

Darum möchte ich hier gerne die Unterschiede eines Rückfalls oder eines sogenannten »Durchschüttelns« aufzeigen.

Sie haben in den vergangenen Monaten gelernt, auf Ihre Sinne zu achten und diese auch frühzeitig wahrzunehmen. Hierzu gehören Anzeichen von Müdigkeit, unruhiger Schlaf, Überlastung bei Arbeit und/oder Beruf, Ernährungsweisen, aber auch Positives wie Freude annehmen, lachen, scherzen, Pausen einlegen und mal die Füße hochlegen, um nur einige zu nennen.

Diese Achtsamkeit ist wichtig, damit ein erneuter Burn-out schon im Keim erstickt werden kann.

Wichtig ist es aber auch, dass Sie eine Balance finden zwischen ruhiger Gelassenheit und einer voreiligen Beurteilung der Symptome.

Aber wie erkenne ich einen drohenden Rückfall?
Um einen Rückfall handelt es sich zum Beispiel, wenn eine Krankheit, die »erfolgreich« auskuriert wurde, wieder auftritt. Das Gleiche gilt auch für die Symptome.

Oftmals treten depressive Verstimmungen immer wieder auf. Es lässt sich häufig beobachten, dass Symptome, welche mittels Medikamenten unterdrückt und nicht ausgeheilt wurden, immer wieder zurückkommen. Entweder in gleicher oder auch in veränderter Form.

Wenn Sie meinen, sich einem vermeintlichen Rückfall zu nähern, dann setzen Sie sich hin und schreiben Sie eine Art Tagebuch, oder machen Sie eine Tabelle, so wie Sie diese auch im 14-Tage-Programm erstellten.

Beobachten Sie sich und vergleichen Sie, wie es vorher war und wie es sich jetzt anfühlt.

Oftmals ist ein Rückfall kein wirklicher Rückfall, sondern lediglich eine Warnung und ein Durchschütteln. Ein Burn-out kommt schleichend über eventuell mehrere Monate und Jahre auf Sie zu. Darum kann es sein, dass es auch nach erfolgreicher Anti-Burn-out-Therapie immer mal wieder Tage gibt, an denen Sie die Symptome wieder spüren. Diese gehen dann in der Regel aber wieder vorbei.

Was nun, wenn es wirklich ein Rückfall ist?

Jeder Burn-out, sei es der erste oder zweite, verläuft individuell.

Wenn die Präventionen versagt haben, sollten Sie sofort wieder auf das 14-Tage-Programm zurückgreifen und dieses nochmals wiederholen.

Eventuell sollten Sie nun andere Strategien anstreben, je nachdem, wie dieser Rückfall verläuft.

Da Sie nun nochmals in diese Situation geraten sind, brauchen Sie nicht das Gefühl zu haben, dass Sie sich komplett verändern müssen! Sehen Sie es als zweite Chance! In der ersten Therapie wurde etwas übersehen, was jetzt sichtbar wird.

Fallbeispiel »Rückfall«: Gabi (43, Bankangestellte, 1 Kind)

Nun ist es ein Jahr her seit meinem Zusammenbruch. Zuerst mal Klinikaufenthalt, dann ein paar Wochen zu Hause, anschließend Kuraufenthalt und dann wieder daheim.

Irgendwie hab ich's aber nicht kapiert, dass es anders laufen muss. Im Hinterstübchen war es mir klar, dass ich nicht mehr so weiterleben kann wie bisher, aber ich konnte doch nicht alles schleifen lassen.

Ich ging weiterhin zur Arbeit und halste mir auch im privaten Bereich immer wieder neue Dinge auf. Solange es ging, hatte ich ja auch kein Bedürfnis, alles mit weniger Aufwand zu betreiben.

Und so kam es, wie es kommen musste. Der erneute Zusammenbruch klopfte nicht mehr an die Tür, nein, er kam direkt mit Anlauf und trat die Tür ein. Und dann dachte ich, dass nichts mehr gut wird. Einmal Burn-out – immer Burn-out!

Ich machte sofort Zwangsferien und ging mit meiner Tochter für ein paar Tage zu meinen Eltern. Ich war erschöpft, bekam schlecht Luft, war angespannt und weinte praktisch nur noch.

Ich wollte nicht wieder in die Klinik, das hielt ich nicht mehr aus. Es musste doch auch eine Lösung geben, ein sogenanntes normales Leben führen zu können, ohne immer wieder zusammenzubrechen.

So konnte es doch nicht weitergehen, ich war schließlich mal ein fröhliches Mädchen, eine richtig fidele Frau und sehr belastbar gewesen.

Ich sprach lang und intensiv mit meiner Mama und ging auch am nächsten Tag zu meiner Therapeutin. Schrieb wieder in mein Burn-out-Tagebuch und holte mir ein pflanzliches Präparat in der Apotheke zum besser Entspannen. Es dauerte diesmal »nur« drei Wochen, danach war ich wieder so weit erholt.

Es wurde ernst, und ich begriff endlich, dass ich einfach nicht mehr so weitermachen konnte. Schließlich war ich auch keine 20 Jahre mehr, und es wurde Zeit, dass ich begriff, dass nun alles auch etwas langsamer gehen durfte und man nicht auf jeder Hochzeit tanzen musste.

Ich verkürzte mein Arbeitspensum von 80 auf 60 % und war somit nur noch drei Tage außer Haus. Das heißt, dass ich davon einen Tag als Home-Office nutzen konnte.

Außerdem besuche ich seither wöchentlich einen Kochkurs. Dieser Kochkurs wurde dann zu einem Kochtreffen. Jede von uns 13 Frauen stellt wöchentlich ein Menu zusammen, kauft alles ein und dann kochen wir es gemeinsam und essen und lachen.

Ich hatte nun zwar etwas weniger Geld zur Verfügung und merkte es auch deutlich. Aber meine damals 15-jährige Tochter ging drei Mal die Woche zum nahe bei uns liegenden Pferdehof und half dort aus. Sie bewegte einige Pferde und war auch zum Saubermachen für die Boxen zuständig. Sie verdiente sich somit ihre Reitstunden und manchmal blieb auch noch was über. Nun musste ich für das Taschengeld nicht mehr aufkommen und sie übernahm eine Verantwortung.

Auf jeden Fall war dieser Rückfall für mich sehr wichtig, auch wenn es sich blöd anhört. Ich hab's noch einmal gebraucht, um wirklich aufzuwachen.

Sicherheitsnetz

Was soll ein »Sicherheitsnetz« bedeuten?

Stellen Sie sich vor, Sie sind in einer Abendvorstellung im Zirkus. Lange nicht mehr dort gewesen? Nach der atemberaubenden Show des Dompteurs mit den Tigern oder Löwen kommt nun die Trapezshow! Wagemutige, gut durchtrainierte Artisten bewegen sich hoch oben in der Luft. Sie sind darauf angewiesen, dass jeder Handschlag sitzt. Sie haben das auch unzählige Male trainiert, durchgespielt, wieder trainiert! Was soll da denn schiefgehen? Alles läuft wie am Schnürchen, und dennoch haben sie unter sich ein Sicherheitsnetz gezogen. Diese Sicherheit gibt ihnen die notwendige Kraft, das zu tun, was sie wollen (natürlich aufeinander abgestimmt).

Beim Wiedereinstieg in den Alltag werden auch Sie wieder zum Artisten. Nun haben Sie aber lange nicht mehr trainiert oder der Trainingspartner hat gewechselt. Ihre Handgriffe haben sich ebenfalls verändert. Das Gleiche gilt, wenn Sie Ihren Beruf wieder aufnehmen möchten.

Nun müssen Sie erst einmal wieder trainieren! Übung macht den Meister. Damit Ihnen nichts passiert und Sie sich nicht verletzen, werden Sie sicher selbst auf die Idee kommen, sich rundum zu schützen, ja zu sichern. Mit Bodenmatten oder gar einem Sicherheitsnetz!

Wie sieht so ein Sicherheitsnetz bei Ihnen aus?
Verwandte oder Freunde, die sich bereit erklären, auf die Kinder aufzupassen oder die Kinder vom Kindergarten, von der Schule et cetera abzuholen.

Ein Ehepartner oder Freund, der gerne ab und zu den Einkauf übernimmt.

Menschen, die Sie in einer Notsituation anrufen können. Bauen Sie sich ein Netz auf, wenn dies in den vergangenen Wochen nicht schon fast von selbst geschehen ist. Die meisten werden schon von sich aus angeboten haben, da zu sein. Andere wiederum, die sich zurückgezogen haben, beachten Sie vorerst nicht weiter und zerbrechen sich nicht den Kopf über das Warum. Diese werden Ihre Gründe haben, weshalb sie nicht einspringen können oder wollen: teils aus Angst vor dem Geschehenen oder auch aus der Befürchtung, sich zu viel aufzuhalsen und selbst in einen Burn-out zu stolpern.

Im Bewusstsein, auf dieses Sicherheitsnetz zurückgreifen zu können und dürfen, auch wenn es mal schnell und unvorbereitet gehen muss, gibt Ihnen zusätzliche Kraft, den Wiedereinstieg zu meistern.

Es ist für Sie also lebensnotwendig, dieses Netz existieren zu lassen. Denn Sie wissen ja, wenn Sie sich sicher fühlen, dann bewegen Sie sich auf einem Terrain, das Ihnen Halt gibt. Und wenn Sie gehalten werden, dann fühlen Sie sich geborgen. Geborgenheit wiederum gibt Ihnen die nötige Kraft.

Sind Sie bereit für Veränderungen?

Ab morgen wird alles anders!

Was für eine Aussage! Was steckt dahinter? Bestimmt bekommen Sie ein Gemisch aus vielen Gefühlsregungen, die Sie zuerst gar nicht einzeln wahrnehmen können.

Angst vor dem Unbekannten, Traurigkeit über Hinterbliebenes, Wut über das, was Sie selbst zugelassen haben, um in den Burn-out zu rutschen, bis hin zur Angst, ob das Umfeld Ihrem Wandel standhalten kann. Dieser Gefühlskuchen ist ein heilloses Durcheinander und erzeugt Druck, und dieser führt wiederum zu Stress.

Egal, welche Form der Veränderung nun stattfindet, sei es ein Jobwechsel oder die Minimierung der Arbeitszeit bis hin zum ganz damit Aufhören, die Wahl eines anderen Umfeldes von Freunden, neue Hobbys, familieninterne Begebenheiten. Alles endet oder sagen wir, alles beginnt mit einer Veränderung!

Denn Sie sind nicht mehr derselbe Mensch, der Sie vor dem Burnout waren.

Natürlich haben Sie während Ihrer Genesung viele Gedanken gehegt, was Sie alles machen möchten oder sein lassen, wenn Sie den Wiedereinstieg ins Leben ohne Burn-out vollziehen. Da bleibt es nicht aus, dass Sie sich auch genaue Vorstellung von sich selbst machen. Sie werden sich fragen, was bin ich nun für ein Typ, was möchte ich beibehalten, was möchte ich nicht mehr machen, erleben oder sein?

Sind Sie berufstätig und finanziell angewiesen, werden Sie sich fragen, was Sie von der Arbeit her müssen und was Sie dürfen. Wie viel Veränderung vertragen der Arbeitgeber und die Kollegen.

Sie sind sicher von etlichen Ideen und Möglichkeiten hin und her gerissen. Auch Altbekanntes gehen zu lassen, um die Hände für Neues, Unbekanntes freizubekommen, ist eine Aufgabe, die Ihnen gestellt wird.

Sie werden sich fragen, was Sie verlieren und was Sie gewinnen.

Um mit all diesen Gedanken, die Sie verwirren, keinen Stress zu erzeugen, können Sie sich einen Plan aufstellen, den Sie in drei Spalten einteilen. Eine Spalte für die Vergangenheit, eine für die Gegenwart und eine für die Zukunft.

Schreiben Sie dort hinein, was war, was ist und was sein könnte! Markieren Sie zum Schluss dasjenige, was Sie unbedingt wollen, was noch sein soll und darf, in Ihrer Lieblingsfarbe. Dasjenige, was Sie tolerieren können, in Ihrer zweiten Lieblingsfarbe, und das, was in Ihrem Leben keinen Platz mehr einnehmen soll, lassen Sie ohne Markierung stehen.

Lassen Sie das Blatt eine Weile liegen und machen Sie einen Spaziergang oder trinken eine Tasse Tee et cetera. Tun Sie etwas, das Sie ein bisschen vom vorher Geschriebenen ablenkt.

Nehmen Sie nun ein neues Blatt und machen Sie zwei Spalten. Die erste Spalte bekommt ein Ja und die zweite Spalte bekommt ein Okay! Schreiben Sie in die Ja-Spalte alles, was Sie zuvor in Ihrer Lieblingsfarbe markierten, und in die Okay-Spalte alles, was Sie mit Ihrer zweiten Lieblingsfarbe markierten.

Die Dinge, die Sie nicht mehr wollen, lassen Sie einfach weg. Das wissen Sie ohnehin schon.

Und diese Jas und Okays für Ihre Veränderung verwahren Sie an einem Ort, der nur für Sie zugänglich ist, zum Beispiel in einem Tagebuch.

Diese kleine Hilfe wird Ihnen in erster Linie den inneren Stress nehmen und auch einen großen Teil der Angst vor dem Unbekannten.

Ein chinesisches Sprichwort sagt:

> *Ängstige dich nicht vor dem Weitergehen,*
> *ängstige dich nur vor dem Stehenbleiben.*

Nur Mut, denn die ersten Veränderungen haben bereits vor längerer Zeit eingesetzt und stattgefunden. Die restlichen Schritte sind im

Vergleich dazu nur noch die kleineren. Sie werden in jedem Falle dazugewinnen.

Ich darf glücklich sein!

Das Glück einer Sonnenuhr
Die Sonne deines Lebens
Eilt dir das Glück in Stunden auf.
Verschenke keinen deiner Tage an die Verzweiflung;
Keine deiner Sekunden vergib an die Angst.
Fülle die Stunden mit Mut,
befrage sie nach ihren verborgenen Freuden,
schmücke sie mit Begeisterung,
durchwirke sie mit dem Stoff der Liebe
Glaube an dein Glück!

aus »Das kleine Buch vom Glücklichsein«

Bevor Sie Ihr Charakter zum Burn-out führte, haben Sie sich das Glücklichsein eventuell zu wenig gestattet. Darum wurde aus Freude plötzlich Last. Vieles, was Ihnen Spaß bereitete, wurde zu viel und machte keine Freude mehr. Und diese nicht mehr tragbare Last erzeugte schließlich auch negativen Stress (siehe Kapitel 1, Stress), der unter anderem zum Burn-out beitrug. Was mit Freude und Glück gemacht wird, das kann kaum krank machen.

Die Glückshormone, auch Serotonin genannt, bewirken im ZNS (zentrales Nervensystem) unsere Stimmung, das Wohlbefinden, den Schlaf-Wach-Rhythmus, Schmerzwahrnehmung und Körpertemperatur. Haben Sie zu wenig Serotonin im Körper, kann dies für eine Depression verantwortlich sein. Serotonin kommt in den Organen Hirn und Darm vor. Es gibt auch einige Pflanzen, die Spuren dieses

Neurotransmitters enthalten, zum Beispiel Trauben, Bananen, Äpfel und Pflaumen. Durch die Ernährung können Sie den Serotoninspiegel im Darm beeinflussen, im Gehirn jedoch nicht.

Um den Serotoninspiegel im Gehirn dauerhaft aufrechtzuerhalten, bieten sich zahlreiche Methoden an. Diese reichen von Medikamenten über Lichttherapie, Ausdauertraining im Freien bis zur Vermeidung von Störungen der inneren Uhr. Glücklichsein lässt sich aber so nicht verpacken.

Denken Sie daran, dass Sie eine ausgeglichene Phase zwischen Anspannung und Entspannung finden, wenn Sie glücklich sind.

Er darf glücklich sein, sie darf glücklich sein, ich darf es und Sie dürfen ebenfalls glücklich sein!

Dass wir uns wünschen, glücklich zu sein, das ist klar.
Doch was gehört dazu? Was bedeutet für Sie, glücklich zu sein? Diese Frage können nur Sie selbst beantworten, denn für jeden bedeutet glücklich sein etwas anderes. Eine Anleitung dafür gibt es leider nicht. Wichtig ist einfach, dass Sie sich Freude gönnen und es auch genießen können. Einen kleinen Tipp kann ich Ihnen aber geben: Lächeln Sie sich an, so oft es geht. Schauen Sie in den Spiegel und lächeln Sie, auch dann, wenn Ihnen absolut nicht zum Lachen zumute ist. Schenken Sie unterwegs anderen Ihr Lächeln, es kommt in gehäufter Form zurück und macht Sie für einige Augenblicke glücklich und zufrieden.

Erwarten Sie an dieser Stelle nicht das Wunderglück, das vom Kribbeln im Bauch bis zum himmelhoch jauchzenden Aufschreien reicht. Glücklich sein ist in dieser Form nicht lang anhaltend. Konservieren Sie Ihr Glücksgefühl einfach, indem Sie sich erlauben, glücklich zu sein. Auch wenn ab und zu Tränen fließen, kann dieses für Sie ein Gefühl der Zufriedenheit sein.

Hier kommt es eher darauf an, ob Sie es sich gestatten, glücklich zu sein.

Das eine ist der Wunsch, das andere das Zugeständnis!
Ich gebe Ihnen die Lizenz zum Glücklichsein!

Burn-out als Chance – Neue Freude, mehr Gelassenheit, Neuanfang …

»Es hat alles einen Sinn.« Diesen Satz haben Sie sicher während Ihres Burn-out-Prozesses schon unzählige Male gehört oder anhören müssen. Aber während eines Prozesses möchte man solche Aussagen eigentlich gar nicht immer hören. Was soll das auch für einen Sinn ergeben, wenn man zusammenbricht und dadurch auch vieles drum herum nicht mehr zusammenhält?

Was für einen Sinn soll es geben, wenn man die Kinder daheim lassen muss, während man zur Kur fährt? Was für einen Sinn soll es geben, wenn man nach Hause kommt und die täglichen Arbeiten nicht mehr so bewältigen kann wie zuvor?

Es hat aber einen Sinn! Welchen, das erfahren Sie meistens erst später!

Erst aber gilt es, aus dem Burn-out herauszukommen und den Teufelskreis zu beenden, danach in aller Ruhe zu genesen und die Tür des Burn-outs zu schließen!

Und erst dann können sich wieder andere Türen öffnen.

Türen können sich öffnen zu mehr Gelassenheit, mehr Freude, zu einem neuen Job, einem Wohnungswechsel, neuen Freunden, zu Wegen zu sich … Vieles kann plötzlich einen Platz und die notwendige Zeit dafür bekommen, wenn man es zulässt. Ein Burn-out ist eine Warnung. Sie haben während Ihres Prozesses zu spüren bekommen, wo Ihre Grenzen sind und an welcher Stelle Sie diese achtlos übertreten haben. Burn-out mahnt auch zur Achtsamkeit, und wer achtsam ist, der entdeckt die Welt mit neuen Augen.

Erwarten Sie aber keine Wunder, sondern vergleichen Sie. Schauen Sie sich das Leben vor dem Burn-out an und das Leben danach. Was mussten Sie dort lassen, was konnten Sie mitnehmen, was vermissen Sie und was haben Sie neu gewonnen?

Bei einigen meiner Patienten ergaben sich neue Jobmöglichkeiten auf einem völlig anderen Gebiet. Andere wiederum gaben ihre Berufstätigkeit auf und verwirklichten sich in ihren Hobbys. Einige zogen um, suchten und fanden neue Freunde.

Alles in allem ist für jeden etwas dabei! Lassen Sie sich Zeit und ergreifen Sie Ihre Chance.

Meine eigene Geschichte mit dem Burn-out erstreckte sich insgesamt über gut drei Jahre. Die vielen Jahre bis zum Zusammenbruch selbst sind hier gar nicht dazugerechnet.

Bei mir stand der Zeiger der Uhr bereits auf fünf nach zwölf, und somit dauerte auch die Genesung etwas länger.

Zu Beginn dachte ich immer noch, dass ich nach ein paar Tagen Erholung zu Hause wieder ganz schnell auf die Beine kommen würde. Doch mein kritischer Zustand war mir nicht bewusst. Danach ging alles sehr schnell. Ich brach völlig zusammen, es ging gar nichts mehr (die Geschichte dazu finden Sie am Anfang dieses Buches). Am selben Tag trat ich in die Klinik ein, für eine Woche, so dachte ich. Schlussendlich wurden daraus vier Wochen. Vier wertvolle Wochen!

Anschließend machte ich es mir noch in einem Kurhaus »gemütlich«. In der ersten Woche begleitete mich meine damals vierjährige Tochter. Jedoch merkte ich bald, dass ich absolute Ruhe brauchte. Mein Mann holte sie ab und betreute sie zu Hause.

Nach weiteren zwei Wochen wertvollem Kuraufenthalt trat auch ich die Heimreise mit gemischten Gefühlen an. Da ich schon immer eine Powerfrau war, fiel es mir zu Hause sehr schwer, den Haushalt nur noch irgendwie auf die Reihe zu bekommen, statt wie früher zu wirbeln und mir immer noch mehr aufzuhalsen.

Immer wieder legte es mich flach, und ich war so froh, dass meine Freundinnen mich zu meinem Therapeuten hin- und zurückbrachten. Die Einkäufe erledigte mein Mann. Erst allmählich, als ich es mir wirklich eingestand, dass ich nicht mehr so belastbar bin wie vorher, konnte ich wieder selbstständig unterwegs sein. Da ich mit dem Zusammenbruch auch noch Panikattacken bekam, fiel es mir zum Beispiel besonders schwer, im Supermarkt an der Kasse warten zu müssen. Aber ich lernte von Mal zu Mal, dass ich einkaufen konnte und mir nichts Schlimmes passierte. Danach belohnte ich mich jedes Mal mit einer Umarmung, und ich sprach zu mir selbst, wie toll ich dies wieder gemeistert hätte.

Ich konnte ganz allmählich auch wieder an Aktivitäten vom Kindergarten, in den meine Tochter ging, teilnehmen.

Heute, nach drei Jahren, blicke ich gerne auf diese Zeit zurück. Ich lernte, mit mir umzugehen. Manchmal fiel ich auf die Nase wie ein kleines Kind, das zu laufen anfängt. Ich entdeckte die Welt plötzlich mit anderen Augen und wusste dann auch, was es bedeutet, glücklich zu sein!

Dieses Buch entstand auch in diesem Zeitraum von drei Jahren. Immer wieder kamen Gefühle hoch, die mich dazu brachten, eine Schreibpause einzulegen. Es war aber ein erfahrungsreicher Prozess für mich und für meinen Mann, der die ersten Korrekturlesungen vornahm und somit am Geschehenen nochmals direkt teilnehmen konnte.

Ich habe es geschafft, aus diesem Burn-out-Dschungel wieder herauszufinden. Es hat seine Zeit gebraucht, und ich würde das schrittweise Heraustreten wieder genauso machen, mit einem kleinen Unterschied: Ich würde die Klinikzeit verkürzen, dafür aber länger in der Kur bleiben. Die Klinik und all die medizinischen Abklärungen gaben mir insofern Ruhe, als dass ich sicher sein konnte, körperlich und organisch gesund zu sein. Da ich all meine Beschwerden, die psychischer Herkunft waren, mit einem noch gesunden Selbstvertrauen angehen konnte, war es mir möglich, auf all die Psychopharmaka, Schlafmittel und Beruhigungsmittel zu verzichten. Ich baute allein auf die Naturheilkunde, da ich selbst überzeugte und praktizierende Naturärztin bin. Dieses Vertrauen hat sich eindrücklich bewährt, sodass ich bei diesem Weg nun umso weniger Zweifel habe.

Vom ersten Tag an, als ich in die Klinik kam und anfing, ein Burnout-Tagebuch zu führen, war es mir ein Anliegen und wichtiger Vorsatz, dieses Buch zu schreiben. Und nun habe ich es geschafft.

Gerne möchte ich den Betroffenen meine Erfahrungen näherbringen, um Wege und wertvolle, helfende Schritte aus dem Burn-out aufzuzeigen. Es sind nicht immer nur die Manager, die oberen Führungsschichten oder Powerfrauen (eventuell sogar mit Kindern und Doppelbelastung durch Job und Familie) davon betroffen. Es erkranken auch »normale« Hausfrauen mit manchmal nur einem oder zwei Kindern. Und gerade in der heutigen Zeit sollte man einen Burn-out ernst nehmen, egal, wen es trifft oder wie es einen trifft.

Ich wünsche Ihnen alle Zeit, die Sie benötigen, um Ihren Lebensweg so einzurichten, dass Ihnen der Stress nichts mehr anhaben kann. Glauben Sie an sich selbst, Sie werden es schaffen!

Mit herzlichen Grüßen

Elké Richter-Diehl

- **www.hilfe-bei-Burn-out.de** ist ein hilfreiches Portal mit Tipps rund um den Burn-out
- **www.swissburnout.ch** ist eine Plattform, um mit anderen Burn-out-Betroffenen zu kommunizieren, ebenso ist es eine Plattform mit Hilfe rund um den Burn-out
- **www.burn-out-forum.de** ist ein Portal mit Tipps rund um den Burn-out
- **www.liliput.ch** bietet Möglichkeiten für Kinderbetreuungen an
- **www.familienhilfe-zug.ch** bietet Hilfe an im ganzen Kanton Zug, für Familien in Not, tage- oder stundenweise, inkl. Kinderbetreuung
- **www.familienhilfe.ch** bietet Hilfe an in der gesamten Schweiz
- **www.nmd-ev.de** ist das Portal Notmütterdienst im Raum Deutschland
- **www.sunnehus.ch** bietet Kuren an für psychische Erkrankungen sowie Menschen mit Burn-out-Syndrom. Ebenso bietet das Kurhaus Kurse zum Erlernen der Atem- und Empfindungsarbeiten nach Margrit Schneider an.
- **www.shi.ch** bietet Kurse und Gesamtausbildungen der klassischen Homöopathie an und verfügt über eine große homöopathische Praxis mit 24-Stunden-Notfalldienst
- **www.erfahrbarer-atem.de** ist eine Plattform für die Ilse-Middendorf-Institute (Atemtherapie)
- **www.atemschulung.ch** ist eine Plattform für die Klara-Wolf-Methode (Atemtherapie)
- **www.praxis-richter.ch** gibt weitere Informationen über die Praxistätigkeit der Autorin dieses Buches
- **www.swissyoga.ch** gibt weitere Informationen über Yoga und Yogaschulen in der Schweiz
- **www.omida.ch** bietet Kurse und ist Hersteller handpotenzierter Arzneimittel nach HAB, Homöopathie, Tierhomöopathie und Schüssler-Salze.

Literatur

Bruker, Dr. med. Max O.: »Unsere Nahrung unser Schicksal«, emu Verlag

Friedmann, Dietmar: »Integrierte Kurztherapie«, Primus Verlag

Hirschi, Gertrud: »Mudras«, Goldmann Arkana Verlag

Karsten, Carien: »Den Burn-out besiegen«, Herder Verlag

Koch/Kühn: »Ausgepowert?«, Gabal Verlag

Köhle, Anne-Bärbel und Riess, Dr. Stefan: »Das Dalai-Lama-Prinzip für Eltern«, Mosaik bei Goldmann Verlag

Kornfield, Jack: »Meditation für Anfänger«, Goldmann Arkana Verlag

Lake, Toni: »Depressionen bewältigen«, Albert Müller Verlag

Morschitzky, Hans und Sator, Sigrid: »Die zehn Gesichter der Angst«, dtv Verlag

Schmidbauer, Wolfgang: »Hilflose Helfer«, rororo Verlag

Schultz, Johannes Heinrich und Thomas, Klaus: »Das Original-Übungsheft für das autogene Training«, Trias Verlag

Schwarz, Anja und Schwarz, Aljoscha: »Progressive Muskelentspannung nach Jacobson«, BLV Buchverlag

Temelie, Barbara: »Ernährung nach den fünf Elementen«, Joy Verlag

Veit, Elisabeth: »Die ayurvedische Küche«, Bechtermünz Verlag

Yesudian, Selvarajan und Haich, Elisabeth: »Sport und Yoga«, Drei Eichen Verlag

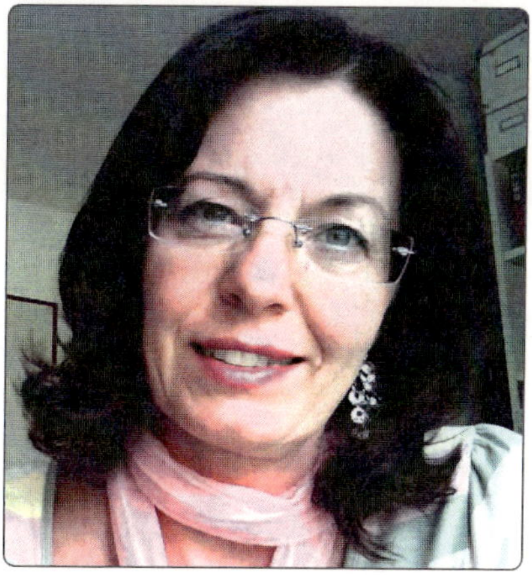

Elké Richter-Diehl (*1967 in Karlsruhe) ist Diplom-Naturärztin mit Schwerpunkt in Psychologie/NLP und Komplementärmedizin. Nach 17-jähriger Berufserfahrung in der eigenen Praxis erkrankte sie selbst am Burn-out-Syndrom, aus dem sie Schritt für Schritt wieder in den Alltag zurückfand. Ihr Anti-Burn-out-Programm setzt sie seither erfolgreich bei Betroffenen ein. Sie lebt mit ihrer Familie in der Schweiz.